DANS LA MÊME COLLECTION

Dr Léon Bence et Max Méreaux : *Guide pratique de musicothérapie.*
Jean-Claude Chomat : *Le Ginseng, racine de longue vie.*
Jean-Luc Darrigol : *Le Miel pour votre santé.*
Jean-Luc Darrigol : *Les Céréales pour votre santé.*
Jean-Luc Darrigol : *Traitements naturels de la constipation.*
Jean-Luc Darrigol : *Santé et beauté de vos cheveux.*
Jean-Loup Dervaux : *Migraines et céphalées.*
Jean-Loup Dervaux : *La Spasmophilie.*
Dr Louis Donnet : *Les Aimants pour votre santé.*
Gérard Edde : *Manuel pratique de digitopuncture.*
Gérard Edde : *Les Couleurs pour votre santé.*
Gérard Edde : *La Médecine ayur-védique.*
Louis Faurobert : *En forme après 60 ans !*
Louis Faurobert : *Jeune et belle après 40 ans !*
Henri-Charles Geffroy : *L'Alimentation saine.*
Vincent Gerbe : *Votre potager biologique.*
Vincent Gerbe : *Initiation au végétarisme.*
Jean-Pierre Krasensky : *Massage réflexe des pieds.*
Boune Legrais et Gilbert Altenbach : *Santé et cosmo-tellurisme.*
Francis Lizon : *Chiens et chats : comment les élever et les soigner... naturellement.*
Thierry Loussouarn : *Initiation au yoga.*
Désiré Mérien : *Les Clefs de la nutrition.*
Jacques Mittler : *Introduction à la macrobiotique.*
Gilles Orgeret : *Mon dos... une histoire d'amour !*
Gilles Orgeret : *Le Geste qui soigne. Tous les "trucs" du kiné pour soigner et soulager.*
André Passebecq : *L'Argile pour votre santé.*
André Passebecq : *La Santé de vos yeux.*
André Passebecq : *Traitements naturels des affections respiratoires.*
André Passebecq : *Traitements naturels des affections circulatoires.*
André Passebecq : *Traitements naturels des troubles digestifs.*
André Passebecq : *Rhumatismes et arthrites. Traitements naturels.*
André Passebecq : *Traitements naturels des maladies des reins, vessie, prostate.*
Martine Rigaudier : *330 recettes végétariennes.*
Martine Rigaudier : *Recettes et menus végétariens pour les 4 saisons.*
Guy Roulier : *La Santé au féminin.*
Guy Roulier : *La Santé au masculin.*
André Roux : *Introduction à l'iridologie.*
Dr J.-E. Ruffier : *Gymnastique quotidienne.*
Joël Savatofski : *Le Massage douceur.*
Joël Savatofski : *Le Massage minute.*
Joël Savatofski : *La Pause massage.*

La spasmophilie

Collection "Santé naturelle"

OUVRAGES DU MÊME AUTEUR

Comment maigrir par la chronodiététique (De Vecchi ; 1996).
Arrêter de fumer avec les gommes nicotiniques (Marabout ; 1997).
Comment maîtriser le ronflement (De Vecchi ; 1998).
La Diététique du sportif (De Vecchi ; 1998)
Migraines et céphalées (Dangles ; 1998).
Testez votre profil nutritionnel (De Vecchi ; 1999).
Otites, angines, rhino-pharyngites... il est toujours malade ! (Dauphin ; 1999).
La Spasmophilie (Dangles ; 2000).

Dr Jean-Loup Dervaux

La spasmophilie

Comment la reconnaître et la maîtriser

Deuxième édition

Éditions Dangles
18, rue Lavoisier
45800 SAINT-JEAN-DE-BRAYE

L'AUTEUR :

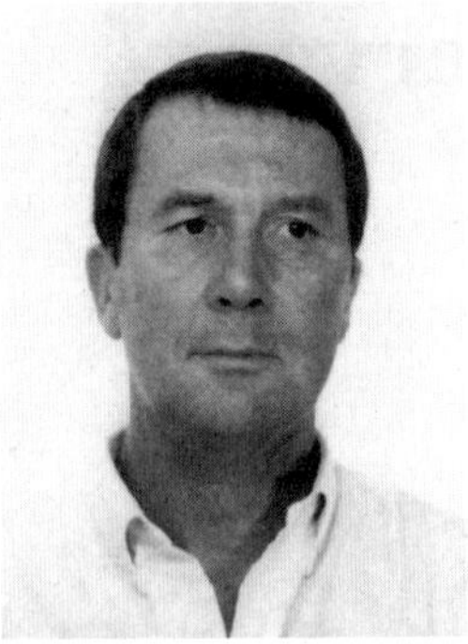

Jean-Loup Dervaux est né en 1942 à Mantes-la-Jolie. Ses études médicales l'ont amené, après l'externat et l'internat des hôpitaux, aux fonctions de chef de clinique à la faculté et à celles d'assistant des Hôpitaux de Paris. Il a ensuite exercé, pendant treize années, en tant que chef de service dans un centre hospitalier général. Il est de plus membre de plusieurs sociétés savantes et, à ce titre, a rédigé de nombreuses publications scientifiques.

Sa philosophie médicale se résume en trois points : responsabiliser chaque individu sur son état de santé, établir une collaboration active médecin/malade, combiner harmonieusement l'allopathie classique et les médecines alternatives.

Adepte convaincu de l'hygiène de vie et de l'hygiène alimentaire, auxquelles il s'intéresse plus particulièrement pour lui-même les mettre en pratique, il est l'auteur d'autres ouvrages de santé destinés à un large public sur des sujets proprement médicaux, sportifs ou diététiques, tels que chronodiététique, ronflement, migraines, sevrage tabagique, la diététique du sportif…

ISSN : 0180-8818
ISBN : 2-7033-0511-7

Toute ma gratitude va au professeur Jacques Quevauvilliers pour avoir accepté de préfacer cet ouvrage.

Je l'apprécie de longue date puisqu'il fut, en son temps, mon conférencier d'internat. Spécialiste en médecine interne à l'université René Descartes, il connaît fort bien le problème de la spasmophilie pour s'y être tout spécialement intéressé et avoir dispensé des cours à ce sujet, dans le cadre de l'université de Paris-Ouest.

Mes remerciements les plus sincères pour le temps qu'il a bien voulu consacrer à la lecture de cet ouvrage, ainsi qu'aux précisions qu'il a bien voulu y apporter.

Mes remerciements vont aussi au professeur agrégé Bernard Mignot, neurologue, expert auprès de la Cour d'appel de Paris, dont les précieux conseils ont largement contribué à l'élaboration de cet ouvrage.

Préface

Créé par Henri Klotz en 1950, le terme de spasmophilie a immédiatement fait fortune en France et dans les pays latins. Dix ans plus tard, J. Durlach proposait le déficit magnésien comme cause de la spasmophilie, faisant rebondir l'intérêt pour cette affection dont la notion atteignait alors le grand public.

Ces quarante dernières années ont été fertiles en travaux consacrés à la spasmophilie, à ses causes et à son traitement. Parallèlement, certains auteurs ont voulu réfuter totalement la spasmophilie en tant que telle en intégrant ses symptômes à ceux des névroses ; d'autres ne jurent que par elle.

Aujourd'hui, à l'aube du troisième millénaire, qu'en est-il de la spasmophilie ? Mythe ou réalité ? Affection franco-française comme la « crise de foie » ou manifestation du syndrome d'hyperventilation chronique cher aux auteurs anglo-saxons ? Le moment était donc venu pour une étude sans parti pris ni a priori, pour une affection dont les manifestations empoisonnent la vie de beaucoup de nos contemporains. C'est le grand mérite du docteur Jean-Loup Dervaux que d'avoir voulu faire le point de façon complète et objective.

Au fil des premiers chapitres, le lecteur va se familiariser avec cette maladie fonctionnelle, ses mécanismes, ses symptômes et son évolution dans le temps, véritable histoire naturelle de la maladie. Mais la spasmophilie ne peut se concevoir que si elle est intégrée au terrain, c'est-à-dire à un profil particulier, à une diathèse : **on n'est pas spasmophile par hasard.**

La deuxième partie de l'ouvrage est consacrée à la maîtrise et au traitement de la spasmophilie. L'éventail thérapeutique est très large, allant des médecines dites alternatives (oligothérapie, homéopathie, phytothérapie...) aux traitements allopathiques que le patient devra toujours utiliser avec parcimonie et sous la responsabilité de son médecin traitant. Enfin l'ouvrage se termine par un chapitre essentiel dont l'intérêt déborde le cadre de la spasmophilie et consacré à l'hygiène de vie.

Tout au long du livre, le lecteur aura pu non seulement apprécier les connaissances de l'auteur, mais également son savoir-faire, prônant une étroite collaboration médecin-malade, si essentielle dans le monde d'aujourd'hui où l'ultra-spécialisation médicale fait parfois perdre la notion de l'unicité de l'être humain.

Jacques Quevauvilliers
professeur émérite de l'université René Descartes
Paris, novembre 1999.

Introduction

Spasmophilie : la maladie aux mille visages

15 % des Français, soit 8 à 9 millions environ, se reconnaissent dans ce profil. La spasmophilie est une maladie aux visages multiples, et d'abord difficile pour tous : pour les médecins, car la multiplicité de ses manifestations finit par faire douter certains de l'existence de la maladie en tant que telle ; pour les patients qui en sont atteints car le doute des premiers finit par leur faire douter de la possibilité de guérison. Pourtant, c'est une maladie à part entière qui n'est certes pas facilement classable, ni explicable, mais les signes en tout cas sont là, gênants et omniprésents ; de plus, elle est guérissable ou du moins maîtrisable : c'est ce que nous allons tenter de démontrer dans cet ouvrage.

La première partie va nous permettre de connaître la spasmophilie, c'est-à-dire de comprendre ses mécanismes et ses causes, ainsi que d'en reconnaître les signes, l'évolution et les examens qui vont permettre de confirmer l'existence de la maladie. Elle se terminera par un auto-questionnaire qui va vous permettre de tester le type et le stade de votre spasmophilie.

La deuxième partie passera en revue tous les moyens de la médecine classique et des médecines alternatives qui vont permettre de maîtriser une spasmophilie déjà exprimée ou d'en prévenir la survenue; y seront aussi développés des conseils hygiéno-diététiques adaptés aux spasmophiles et utiles à la prophylaxie de cette affection, sans caractère réel de gravité certes, mais qui gâche la vie de celui ou celle qui en est atteint.

Première partie

Connaître et reconnaître la spasmophilie

La logique veut que tout traitement d'une affection donnée soit précédé par une phase diagnostic qui précise la nature, les causes et les conséquences de cette affection. La spasmophilie n'échappe pas à cette logique et cette première partie va donc avoir pour but, en nous faisant connaître la spasmophilie, de préciser la nature même de cette maladie, son mécanisme, le terrain sur lequel elle survient, les causes qui la favorisent et les arguments qui font que l'on peut l'affirmer. La reconnaître consistera à déceler les différents signes, leurs orientations, leur évolution, leur stade et les relations que la spasmophilie peut avoir avec d'autres maladies qui lui sont proches ou qui peuvent coexister avec elle.

Chapitre I : Qu'est-ce que la spasmophilie ?

Ce premier chapitre va nous amener à un premier contact avec la spasmophilie, en répondant à quelques questions la concernant, aussi diverses que : quelle est la signification du nom? Quelle est l'histoire de cette maladie? Qui est spasmophile? Mais aussi : quels sont son mécanisme, ses causes ou ses critères de confirmation?

1 Que signifie ce terme ?

« Spasmophilie » : mot souvent entendu, lu, prononcé, répété, sans qu'on n'en connaisse vraiment le sens exact. Certes, on sait globalement ou on croit savoir ce à quoi il correspond, mais que recouvre-t-il réellement? La question n'est pas superflue, car la simple étude de la signification du terme va nous placer d'emblée au cœur du problème.

L'étude des racines des mots ou étymologie est souvent très instructive. Spasmophilie dérive de deux racines grecques : la première, *spasmos*, signifie bien entendu spasme; la deuxième, *philos*, signifie « ami de, qui a des affinités pour ». Autrement dit, spasmophilie, terme inventé par le Pr Klotz, signifie « qui a des affinités pour les spasmes », ce qui est en quelque sorte un résumé, un raccourci de l'existence du spasmophile.

Mais, cette « affinité pour les spasmes », dont nous étudierons plus loin l'historique, connaît ou a connu bien d'autres dénominations avant d'être adoptée définitivement. Nombre d'entre elles sont définies par rapport à la tétanie ou crise de spasmophilie aiguë, qui a été la première à avoir été reconnue en tant que telle. On parle donc de tétanie latente ou cryptotétanie ou tétanie chronique pour exprimer le fait que son évolution se fait à bas bruit; de tétanie idiopathique ou constitutionnelle pour dire qu'on ne lui reconnaît pas de cause évidente; de tétanie neurocalcique, syndrome de carence magnésique, syndrome d'insuffisance parathyroïdienne ou tétanie normo-calcique, ces dénominations étant en rapport avec son mécanisme. Enfin, en rapport avec les spasmes et douleurs musculaires, de fibromyalgies ou de syndrome polyalgique idiopathique diffus (Pr Kahn). Nous verrons que pour certains, les termes même de « spasmophilie » ou de « tétanie » n'ont pas de sens réel et qu'ils emploient à la place et respectivement les dénominations de « syndrome d'hyperventilation chronique ou aiguë ». Un dernier terme enfin est employé en référence à certains aspects de la maladie, c'est celui de spasmorythmie, qui pourrait être étendu à sa dénomination globale car il correspond bien à la définition d'une personne qui vit sur un rythme spasmodique... sans pour autant avoir d'affinité pour les spasmes.

Toutefois, nous continuerons à employer conventionnellement le terme de spasmophilie, car c'est le plus accessible et le plus couramment employé, en le prenant et le comprenant au sens plus large de « tendance à faire des spasmes ». Comme nous l'avons déjà dit, cette multiplicité des dénominations est largement en rapport avec l'historique de la reconnaissance de la spasmophilie en tant que telle.

> *En bref...*
> *Spasmophilie signifie « qui a des affinités pour les spasmes ».*
> *Cette dénomination est loin d'être adoptée par tous.*
> *« Spasmorythmie » serait peut-être plus adaptée.*

2 Petite histoire de la spasmophilie

Elle évolue sur une longue durée de temps puisqu'elle commence au milieu du XIXe siècle et oscille entre concept et délimitations cliniques de la maladie d'une part, découverte ou mise au point concernant les signes ou facteurs de mise en évidence d'autre part. Nous retrouverons d'ailleurs les retombées de toutes ces différentes étapes tout au long de cet ouvrage.

En 1852, Lucien Corvisart présente une thèse de médecine sur les contractures spasmodiques des extrémités appelées « tétanie », que l'on pourrait définir comme étant une attaque de spasmophilie aiguë.
En 1862, Trousseau développe une étude clinique de la contracture rhumatismale des mains chez les nourrices qui peut être reproduite par la pose d'un brassard à l'avant-bras. Nous en reparlerons…
En 1876, Chvostek, médecin hongrois découvre le signe de la percussion du nerf facial, premier signe de mise en évidence de la maladie.
Vers 1900, on insiste sur le rôle de la baisse de calcium et de l'insuffisance des glandes parathyroïdes. Loeb développe une formule qui met en évidence les différents facteurs de la spasmophilie.
En 1943, les professeurs Turpin et Lefèvre découvrent les signes électromyographiques qui signent le diagnostic de spasmophilie.
En 1950, les professeurs Klotz et Justin Besançon définissent le terme de spasmophilie relié à la notion de tétanie normo-calcique… Fin de l'ère calcium.
En 1959, Durlach définit le rôle important du déficit magnésique… Début de l'ère magnésium.
On arrive ainsi en une durée d'un siècle, à la spasmophilie rattachée à une cause humorale : le déficit en magnésium. Cette vue des choses n'est pas la seule, nous le reverrons plus loin.

> *En bref…*
> *La spasmophilie a mis un siècle à naître.*
> *Signes cliniques, biologiques et EMG se partagent cette durée.*
> *Klotz et Durlach l'ont mise au monde.*

3 QUI EST SPASMOPHILE ?

A ▶ La spasmophilie : problème de société

C'est une maladie très fréquente ; globalement et dans toutes ses formes, elle touche entre 12 à 20 % de la population française et vraisemblablement, dans les mêmes proportions, la population de tous les pays dits industrialisés. C'est un véritable problème de société, en tout cas chez nous, et ceci à plusieurs niveaux :

- ➔ au niveau du retentissement général sur la population : près de 15 % de personnes fatiguées, fragiles, anxieuses ou déprimées ne vont pas dans le sens du dynamisme de l'économie d'un pays ;
- ➔ au niveau du coût de cette maladie pour la collectivité : coût à l'assurance-maladie des consultations médicales et des traitements, des arrêts de travail, des hospitalisations parfois prolongées, etc.
- ➔ enfin, au niveau des mesures de prévention, qui touchent à la part de responsabilité que nous avons dans notre propre santé d'une part, et à des mesures qui peuvent être décidées à l'échelon le plus haut des organismes de santé.

B ▶ Y a-t-il un profil type du spasmophile ?

Tout d'abord, y a-t-il une prépondérance féminine de la spasmophilie ? Les avis sont très partagés. Pour certains, les femmes spasmophiles sont trois à quatre fois plus nombreuses que les hommes, comme dans d'autres maladies fonctionnelles* comme la migraine par exemple. Il s'agit là avant tout de statistiques médicales françaises. D'autres statistiques américaines de masse, pratiquées par l'intermédiaire des médias, ne montrent pas de prédominance de sexe. Peut-être cette discordance est-elle liée au fait que les hommes vont moins facilement consulter leur médecin pour ce type de trouble que les femmes… du moins dans les pays à consonance latine.

Peut-on être spasmophile à tous les âges de la vie ?
Tous les âges de la vie peuvent être touchés par la spasmophilie, comme nous le verrons ultérieurement. Toutefois, il semble quand même que la spasmophilie, du moins dans sa forme extériorisée, soit sous l'influence de facteurs extérieurs, en particulier du stress, qui sont plutôt spécifiques à la période dite active de la vie. Donc, si l'on peut voir des spasmophilies de l'enfant et du nourrisson et du troisième âge, il paraît toutefois plus logique de noter une prédominance entre la puberté et la cinquantaine.

Y a-t-il un facteur ethnique ?
Il n'y a pas de prédominance raciale de la spasmophilie ; il y a peut-être des prédominances « minoritaristes » en ce sens que des formes plus fréquentes et plus violentes touchent surtout des personnes dites transplantées, c'est-à-dire évoluant en dehors de leur milieu naturel d'origine. Le changement des habitudes de vie et des habitudes alimentaires semble constituer dans ces cas, le facteur déclenchant et entretenant de la maladie. Une population tout particulièrement touchée est celle des personnes originaires des DOM-TOM venant travailler et vivre en métropole. Même remarque pour les personnes originaires du Maghreb ou du pourtour méditerranéen. Mais là encore, rappelons qu'il ne s'agit pas d'une prépondérance raciale, mais d'une rupture avec la mode de vie originaire.

Et sur le plan socioculturel ?
La spasmophilie touche tous les milieux sociaux et l'on ne peut pas dire qu'il s'agisse de maladie de classe ou de caste. Professions libérales, artistes, dirigeants de société, ouvriers, employés, cadres moyens ou supérieurs, présentent et subissent tous les mêmes symptômes. De la même manière, le niveau d'instruction ou ce qui se rapporte au quotient intellectuel, ne joue pas de rôle. La description des troubles est semblable

dans tous les cas. L'habitat et le mode de vie ne jouent pas non plus de rôle. La spasmophilie des villes et la spasmophilie des champs présentent le même visage.

On peut donc dire comme H. Rubinstein que la spasmophilie est une maladie « terriblement égalitaire ». Ceci est un peu décevant dans le sens que l'on ne peut pas tracer un véritable profil type du spasmophile, mais à l'encontre, le fait que des individus d'origine, d'horizon, de formation et nature aussi différents, décrivent de manière identique les signes dont ils sont victimes, prouve qu'il s'agit non pas du fruit de l'imagination ou d'un discours adapté, mais bien d'un trouble constitutionnel et/ou métabolique réel et ceci est valable d'un continent à l'autre.

> *En bref...*
> *7 à 8 millions de français sont spasmophiles.*
> *La spasmophilie est une maladie égalitaire.*
> *La prépondérance féminine est sujette à caution.*

4 À quoi correspond-elle ?

A ◗ La spasmophilie est-elle une maladie ?

Question délicate souvent posée de manière insidieuse ou narquoise, qui appelle une réponse à la fois ferme, claire et précise. Certes, la spasmophilie ne comporte pas de gravité en soi, ce qui fait que l'on rencontre plus souvent le spasmophile dans un cabinet de consultation médicale que dans un lit d'hôpital.
Toutefois, si l'on entend par maladie au sens somatique, un état qui n'est pas lié au pur fruit de l'imagination, la réponse est alors oui, la spasmophilie est une maladie réelle.
Il faut toutefois nuancer et préciser cette réponse sur plusieurs points.

La spasmophilie est une maladie fonctionnelle

La logique veut que la lésion d'un organe soit précédée par le dérèglement de ce même organe ; par exemple : un ulcère d'estomac (lésion organique) va être précédé par des épisodes de spasmes et d'hyperacidité gastrique (troubles fonctionnels).
La spasmophilie est une maladie fonctionnelle qui ne comporte pas de lésion organique. Ou du moins, c'est une maladie au stade fonctionnel, car comme nous le verrons, son évolution non diagnostiquée et non traitée peut dans certains cas évoluer vers des micro-lésions, puis une véritable lésion organique.

La spasmophilie est un syndrome plus qu'une maladie

Une maladie est définie par un ensemble de signes et une évolution répondant à une cause bien définie. Par exemple : la scarlatine est définie comme une maladie éruptive évoluant vers de possibles complications et due au germe streptocoque.
Un syndrome est un ensemble de signes correspondant à un mécanisme commun et lié à des causes ou facteurs variés. Par exemple : le syndrome grippal se traduit par fièvre, courbatures, toux, etc. Il évolue favorablement dans la plupart des cas et il est dû à des virus d'origine variée… pas toujours couvert par la vaccination.

Le syndrome spasmophile est un syndrome réactionnel

Le syndrome spasmophile peut être très longtemps latent et passer inaperçu, réduit alors aux manifestations du terrain spasmophile. L'apparition de la maladie spasmophile sera déclenchée par des facteurs divers et correspondra à une réaction de l'organisme à ces différents facteurs. Elle pourrait être assimilée à la limite à une maladie du « comportement » : c'est une véritable « manière d'être » (Klotz), une véritable **maladie de l'adaptation.**

Le syndrome spasmophile est auto-entretenu

Une fois le syndrome spasmophile en marche, nous verrons que souvent son évolution est interminable et se fait vers un auto-

entretien, ceci par l'intermédiaire d'un certain nombre de cercles vicieux, le syndrome spasmophile se nourrissant alors de ses propres manifestations.
Au total et pour répondre de manière complète à la question « la spasmophilie est-elle une maladie? », nous pouvons dire que la spasmophilie est un syndrome fonctionnel, réactionnel et auto-entretenu, et pas une maladie de l'imaginaire ou une maladie franco-française comme le prétendent certains.

Le sablier spasmophile

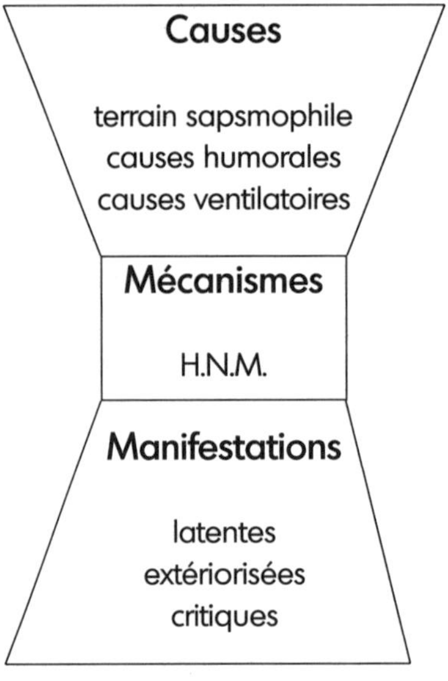

Somme toute, on pourrait comparer le syndrome spasmophilique à un sablier : le réservoir du haut correspondant aux différents facteurs favorisants, le réservoir du bas représentant les différentes manifestations qui sont l'expression de la maladie spasmophilique, la partie moyenne étranglée correspondant au mécanisme de base qui est sous la dépendance du terrain spasmophile et dont nous allons maintenant parler : l'hyperexcitabilité neuro-musculaire.

B ◗ Quel est son mécanisme?

Son mécanisme de base, nous venons de le définir, c'est « l'hyperexcitabilité neuro-musculaire » (H.N.M.) élargie depuis les années soixante par les découvertes de la neurobiologie et tout spécialement de la neurochimie.

- ➔ Hyperexcitabilité du système nerveux central sous forme d'anxiété, de réactions exagérées aux médicaments, etc.
- ➔ Hyperexcitabilité des nerfs ou du système nerveux périphérique sous forme de spasmes ou crampes, paresthésie, etc.
- ➔ Hyperexcitabilité des muscles : muscles striés superficiels de la vie de relation (muscles des bras, des jambes, du thorax, de la face, etc.) ; muscles lisses des viscères profonds (intestins, bronches, vaisseaux, etc.)
- ➔ Hyperexcitabilité aux effets des neuromédiateurs (substance sécrétée à la jonction entre deux cellules nerveuses ou entre nerfs et muscles) entrant en jeu dans les trois cas précédents.
- ➔ Hyperexcitabilité aux effets des neuro-hormones qui, sécrétées par le système nerveux, passent dans le sang et ont des effets généraux sur l'organisme, comme par exemple l'adrénaline avec ses effets sur le système circulatoire ou la sérotonine et ses effets sur l'humeur.

Le système neuro-musculaire (au sens élargi du terme) du spasmophile se conduit alors comme un récepteur à seuil très abaissé et réagissant à des stimulis divers intérieurs (organisme) ou extérieurs (environnement), de manière non seulement excessive et disproportionnée, mais aussi de manière dysrythmique c'est-à-dire inadéquate, maladroite en quelque sorte, ce qui nous ramène au terme de spasmorythmie déjà évoqué et à la notion de maladie d'adaptation.

Si on réalise qu'il n'y a pas un endroit de l'organisme où ne soit distribué sinon un muscle du moins une terminaison nerveuse, on comprend bien que le syndrome spasmophile est une maladie de la communication et de l'information qui va toucher tout notre corps et expliquer ainsi la multiplicité des symptômes et des signes et leur variabilité, aussi bien dans leur localisation que dans le temps. Mais si cette hyperexcitabilité neuromusculaire propre à huit millions de français n'est pas partagée par tous, c'est bien parce qu'elle est sous-tendue par une complexion particulière : le terrain spasmophile que nous allons maintenant développer.

> **En bref...**
> *La spasmophilie est un syndrome fonctionnel, réactionnel, auto-entretenu.*
> *L'hyperexcitabilité neuro-musculaire en est le mécanisme de base.*
> *Elle est assimilable à une maladie de l'information dans notre corps.*

5 QUELLES SONT LES CAUSES DE LA SPASMOPHILIE ?

A ◗ Le terrain spasmophilie : deux profils en un

Qu'est ce que le terrain ? C'est un profil biochimique et neurophysiologique propre à chaque individu, et qui conditionne entre autre ses réactions face à toute forme de stimulus intérieur ou extérieur. Ce terrain peut comprendre une ou plusieurs diathèses* qui correspondent aux modalités réactionnelles communes à certains individus, à leur profil psychologique et comportemental, enfin à leurs tendances morbides ou maladives.

Nous avons défini la spasmophilie comme un syndrome fonctionnel. Il était donc logique de chercher à définir le terrain ou le profil spasmodique en se référant aux diathèses de la médecine fonctionnelle définies par J. Ménétrier et justement qualifiées de « syndromes réactionnels ». Ces diathèses sont au nombre de quatre :
➔ le syndrome hyper-réactif ou diathèse arthro-allergique,
➔ le syndrome hypo-réactif ou diathèse hyposthénique,
➔ le syndrome dystonique,
➔ le syndrome anergique.
Pour ces deux derniers, la diathèse porte le même nom que le syndrome.
Évacuons tout de suite le syndrome hypo-réactif qui ne fait pas partie du profil spasmodique, et le syndrome anergique qui n'y

apparaît qu'accessoirement. Chaque diathèse étant définie par un comportement physique, un comportement psycho-intellectuel, des symptômes de terrain et certaines tendances maladives. Nous y adjoindrons le syndrome de désadaptation qui mérite une description à part.

Le terrain spasmophile

	Hyper-réactif	Dystonique
Profil psychologique	• agité ; hyperémotif ; instable ; irascible parfois • sensible aux changements : réaction = sursaut.	• nervosisme ; anxiété chronique, crises d'angoisse nocturnes • sensible à la pression psychologique continue : réaction = rétraction
Fatigue	• fatigué du matin/à l'inaction • défatigation à l'effort	• fatigué le matin et en fin d'après-midi • Fatigabilité
Tendances maladives	hyperexcitabilité circulatoire et endocrinienne (thyroïde)	Sclérose cardio-circulatoire et articulaire
Signes spasmophiles prédominants	émotivité, crampes, allergies	anxiété, spasmes viscéraux, dysesthésies

▮ Diathèse arthro-allergique ou syndrome hyper-réactif

Aussi dénommée sympathicotonie ou adrénergique (rôle de l'adrénaline).

Définition : c'est une réaction d'élimination d'un organisme jeune contre l'auto-intoxication.

Comportements physiques : fatigue matinale, défatigation à l'effort.
Comportements psycho-intellectuels : hyper-réactif, instable, nerveux, parfois irascible.
Symptômes de terrain : allergies et inflammations fugaces, douleurs articulaires mobiles et temporaires.
Tendances maladives : peu marquées. Circulatoires et/ou endocrinologiques en hyperfonctionnement : hypertension, palpitations, hyperthyroïdie*, dysménorrhée*.

■ Diathèse neuro-dystonique ou syndrome dystonique.
Définition : elle correspond à un vieillissement avec évolution vers la sclérose* et complications neuro-circulatoires.
Comportements physiques : fatigue matinale qui réapparaît en fin de journée.
Comportements psycho-intellectuels : anxiété avec nervosisme, hyperémotivité, diminution de la mémoire et du sommeil.
Symptômes de terrain : tendances aux troubles spasmodiques et perturbations circulatoires (paresthésie*, spasmes viscéraux et circulatoires).
Tendances maladives : maladies de sclérose cardio-circulatoire et articulaire.

Normalement, ces deux diathèses se succèdent dans le temps au cours de la vie d'un individu. L'enfant, l'adolescent et l'adulte jeune seront hyper-réactifs, alors que l'adulte, à partir de 50 ans ou plus, et la personne du troisième âge tendront petit à petit vers le syndrome dystonique.
Certains cas sont dits d'évolution précoce, c'est-à-dire que l'on retrouvera chez un adulte jeune, voire même chez un adolescent ou un enfant, l'association d'un syndrome hyper-réactif et d'un syndrome dystonique précoce, avec :
➔ pour l'hyper-réactivité : une hyper-réflectivité*, une hyperémotivité, une agitation, une allergie ;
➔ et, témoignant de la dystonie, un certain degré d'anxiété, de spasmes viscéraux, de paresthésie, etc.

L'évolution se fera quand même progressivement vers la prédominance du syndrome dystonique, avec parfois intrusion de la diathèse anergique sous forme de poussées dépressives plus ou moins temporaires et correspondant à une diminution importante des défenses physiques et psychologiques.
Sur le plan pratique, on peut dire que l'état spasmophilique est un état réactionnel type et que l'ensemble des signes suggère chez le spasmophile l'existence des deux syndromes de base : syndrome hyper-réactif avec la brutalité, l'intensité et la variabilité des signes ; syndrome dystonique avec tous les symptômes neurovégétatifs* et l'anxiété.
Et l'on voit apparaître, dès la description du profil spasmodique, le premier de tous ces cercles vicieux dont on a dit qu'ils auto-entretenaient la spasmophilie : les réactions d'hyper-réactivité du syndrome anergique augmentent l'anxiété du syndrome dystonique et cette même anxiété favorise la survenue de l'hyper-réactivité devant les agressions intérieures ou d'environnement.

On peut donc au total définir le spasmophile comme un **hyper-réactif anxieux**, avec une prédominance de l'un ou l'autre des deux « versants » du terrain suivant les cas, voire même une succession des deux dans le temps. Le tout entraînant des réactions exagérées et inadaptées qui peuvent faire considérer globalement la spasmophilie comme un syndrome de désadaptation ou de maladaptation.

Syndrome de désadaptation

À côté des manifestations de diathèse proprement dite, un certain nombre de symptômes, rencontrés dans la spasmophilie sont regroupés, dans le cadre de la médecine fonctionnelle, sous le nom de « syndrome de désadaptation ».
Ces manifestations sont caractérisées par leurs manifestations cycliques, liées à une extériorisation des biorythmes et/ou aux conséquences neuro-endocriniennes des stress. Il s'agit de symptômes de dérèglement rapportés aux :

→ glandes surrénaliennes* : fatigabilité rapide et anormale favorisée sans doute par un sommeil ou un repos mal réparti ou mal positionné ;
→ pancréas dans sa fonction endocrine sécrétant l'insuline : hypoglycémie, alternée parfois avec des fringales, favorisée par les à-coups nutritionnels d'une alimentation mal répartie dans la journée ;
→ glandes génitales : il peut s'agir d'une fatigue sexuelle ou bien de troubles au moment des règles ou liés aux épisodes de la vie génitale de la femme sans doute dus à des variations trop brusques du taux des hormones évoluant dans un contexte psychologique parfois anxieux.

Ce syndrome nous remet au cœur de la spasmophilie considérée comme maladie d'adaptation et définit donc le profil du spasmophile vu par la médecine fonctionnelle et l'oligothérapie. Pour les homéopathes, comme nous le reverrons plus loin, le spasmophile peut être soit un psorique*, soit un tuberculinique*. Les deux diathèses mettant en commun l'auto-intoxication, la première par baisse des éliminations, la deuxième par accélération du catabolisme*.
Quant aux phytothérapeutes, ils rattacheront plutôt la spasmophilie à son aspect psychologique de neurotonie* et d'anxiété réactive au stress de l'existence. Il est vrai que les plantes traitent, comme nous le verrons, plus spécifiquement cet aspect des choses.
Mais le terrain spasmophile ne peut se matérialiser que par l'existence de causes favorisantes que nous allons maintenant développer, non sans avoir répondu à une dernière question.

Y a-t-il des causes génétiques à la spasmophilie ?
Rien n'est prouvé, du moins sur le plan des gènes ; toutefois il est évident qu'il y a des familles de spasmophiles et qu'un individu qui naît d'un père et/ou d'une mère spasmophilie, a plus de chances que d'autres de développer la maladie, soit consti-

tutionnellement, soit du fait de son environnement. Il existe très certainement des spasmophilies « d'imprégnation » liées aux habitudes familiales : même mode de nutrition, mêmes réactions psychologiques vis-à-vis de l'existence, etc.
Toutefois, il ne faut pas oublier qu'au départ la spasmophilie peut être rattachée à des troubles de la perméabilité des membranes cellulaires et qu'il est possible que des facteurs génétiques soient rattachés à ce mécanisme.
Enfin, si quelqu'un a une certaine propension à la maladie du fait de ses antécédents familiaux, il ne doit pas se désoler car un certain nombre de principes d'hygiène de vie qui seront développés dans ce livre vont permettre en grande partie d'améliorer ou d'annuler cette tendance.

B ◗ Les causes déterminant l'H.N.M.

Elles sont multiples, mais on peut surtout isoler les causes humorales, c'est-à-dire le déficit dans le sang essentiellement du magnésium et/ou du calcium, et les causes ventilatoires, à savoir l'hyperventilation chronique. Ces causes permettent de distinguer deux groupes de spasmophilie : les spasmophilies de type humoral et les spasmophilies de type ventilatoire. Sachant que les deux groupes de facteurs peuvent coexister à part plus ou moins égale chez le même individu.

▮ Les spasmophilies de cause humorale/sanguine

Elles sont liées à la carence ou à la mauvaise répartition de certaines substances de la série des micro-nutriments. Les micro-nutriments sont des substances nécessaires, en très petites quantités, au fonctionnement de notre organisme ; elles agissent à l'échelle cellulaire. Il s'agit des vitamines, des sels minéraux, des oligo-éléments. Dans le cadre de la spasmophilie, deux sont essentiels : l'un fait partie des oligo-éléments, c'est le magnésium ; l'autre est rattaché aux minéraux, c'est le calcium. Nous retrouverons aussi un autre oligo-élément, le phosphore, ainsi que deux vitamines, la vitamine D et la vitamine B6.

Les acteurs de la spasmophilie humorale

Dénomination/ besoins (mg/24 heures)	Rôle	Sources alimentaires
Magnésium 300-400 mg	Action neuromusculaire/réflexes Action énergétique Action cellulaire	Eaux minérales, chocolat, oléagineux, légumes secs, blé, pain, poissons, fruits de mer, foie
Calcium 900-1 200 mg	Solidité du squelette	Eaux minérales, laitages, fromages, légumes secs et frais, fruits secs
Phosphore 800-1 300 mg	Texture osseuse Rapport direct avec le calcium	Fromages, lait, fruits et légumes secs, jaune d'œuf, viandes, poissons, cervelle
Potassium 3500-4200 mg	Contraction musculaire/ cardiaque	Eaux minérales, fruits et légumes frais ou secs, viandes, poissons, sucreries
Vitamine D (Calciférol) 0,003-0,010 mg	Fixation du calcium Solidité des os	Jaune d'œuf, laitages, beurre, poissons (huiles et foie)
Vitamine B6 (Pyridoxine) 2 à 2,2 mg	Renforce l'action cellulaire du magnésium	Levure, germes de céréales, abats, fruits

Le déficit, en certains électrolytes*, a pour conséquence une mauvaise nutrition de la cellule nerveuse, ce qui retentit fâcheusement sur son fonctionnement.

Le déficit magnésique

Le magnésium est contenu dans chacune des cellules de notre corps. Il a un rôle général dans l'organisme et au niveau du métabolisme cellulaire. C'est un constituant des acides nucléiques* (ARN/ADN), situé au niveau du noyau de la cellule et entrant entre autres dans la constitution des gènes. Par ailleurs, il est impliqué dans le métabolisme énergétique de la cellule et dans le métabolisme des glucides, des lipides et des protides. Il gère plus de trois cents réactions métaboliques de notre organisme. On a dit que sans magnésium sur la planète, la vie aurait des formes différentes. Sa carence entraîne les signes de la série spasmophilique.

Les apports quotidiens recommandés en magnésium en fonction de l'âge

Désignation	Quantité de magnésium
Enfant de 1 à 3 ans	120 mg
Enfant de 4 à 9 ans	180 mg
Pré adolescent de 13 à 19 ans :	
· fille	330 mg
· garçon	420 mg
Femme adulte (en forme)	330 mg
Homme adulte (en forme)	420 mg
Personne âgée (homme et femme)	420 mg

D'après la récente enquête SUVIMAX, l'apport moyen en magnésium quotidien est pour les femmes de 280 mg par jour et pour les hommes de 369 mg, ce qui est une ration tout à fait limite, étant donné que les besoins reconnus sont de 300 à 400 mg par jour. Il faut savoir aussi que 15 % des Français ont une ration magnésique inférieure à 70 % du minimum magnésique requis, soit 200 mg environ. Cette carence peut être liée :

➔ à une diminution des apports d'origine alimentaire : absence de céréales/légumes secs, nourriture trop raffinée, pas assez brute, absence ou destruction de vitamine B6 (alcoolisme). Une alimentation de type sucrée et grasse n'amène pas d'apport en magnésium, mais par contre en augmente les besoins.

➔ à une augmentation des besoins : sport, grossesse/lactation, etc.

➔ à des pertes : baisse d'absorption ou pertes intestinales ; augmentation de l'excrétion rénale.

Le déficit calcique

Le calcium est contenu essentiellement dans le tissu osseux. Son rôle spécifique est la formation et l'entretien du squelette. En cas de déficit : signes de déminéralisation des os et augmentation de l'excitabilité neuromusculaire, avec surtout des crises de spasmophilie aiguë de type tétanie.

45 % des Français sont en déficit calcique, ceci essentiellement par manque de consommation de laitages ; 20 % des Français ont une ration calcique inférieure ou égale à 70 % de la ration minimale et sont donc en carence calcique avérée. Le déficit calcique peut se produire par :

➔ baisse des apports liés aux aliments : peu ou pas de laitages, peu ou pas de légumes frais ;

➔ baisse de la fixation par absence de vitamine D : long hiver sans soleil, absence de corps gras frais ;

➔ baisse d'absorption dans certains troubles intestinaux ;

➔ ou bien alors par augmentation des besoins ou éliminations : grossesse, lactation, croissance chez l'enfant ;

➔ par insuffisance du fonctionnement des glandes parathyroïdes*.

Rapport entre les différents acteurs de la spasmophilie humorale
Les rapports entre le calcium et le magnésium, acteurs de premier plan, sont étroits, et plus spécifiquement les mouvements du calcium et du magnésium de part et d'autre de la membrane cellulaire semblent en grande partie couplés. En effet, certaines affections apparaissant par manque de calcium sont curables par la magnésothérapie.
Mais d'autres substances sont en cause :

- ➔ la diminution du phosphore de l'organisme entraîne une fuite du calcium et du magnésium cellulaire. Il doit exister un rapport calcium sur phosphore correct qui est de 1 environ. Le phosphore par ailleurs a un rôle dans la composition de la texture osseuse ;
- ➔ la vitamine D augmente à la fois l'absorption du calcium et du magnésium par la cellule. Elle est en partie synthétisée par l'organisme sous l'action des rayons solaires, en partie apportée par l'alimentation dans les graisses animales ;
- ➔ la vitamine B6 est impliquée plus spécifiquement dans le métabolisme du magnésium, elle augmente son absorption dans la cellule et augmente son rendement métabolique.

La diminution de ces deux vitamines facilite l'apparition de la spasmophilie.
Enfin, on ne peut pas ne pas parler du potassium qui ne joue certes pas de rôle direct dans la spasmophilie, mais dont la diminution dans la cellule va avoir un gros retentissement sur les fibres musculaires, entraînant des crampes et des troubles du muscle cardiaque pouvant aller jusqu'à la tétanisation, et un phénomène appelé « torsade de pointe » retrouvé à l'électrocardiogramme, qui correspond à une crampe de la pointe du cœur.

Les spasmophilies de cause ventilatoire/respiratoire

Pour expliquer la spasmophilie, certains chercheurs avancent une théorie sur le fait qu'elle serait due à une respiration rapide et superficielle, du type de celle que l'on peut rencontrer normalement chez certains animaux, le chien par exemple, qui eux l'utilisent pour remplacer la transpiration cutanée.

Le rôle d'une bonne respiration est de rejeter le gaz carbonique de notre organisme et d'absorber l'oxygène de l'air, en assurant un équilibre de ces deux gaz au sein de notre organisme. Normalement aussi les tissus de notre organisme sont neutres, c'est-à-dire ni acides (comme l'acide acétique pour le vinaigre, l'acide citrique pour le citron), ni alcalins (comme la soude caustique ou la potasse), et ce second équilibre dépend du premier.
Une respiration trop rapide et trop superficielle, appelée hyperventilation, va entraîner d'une part des troubles de l'oxygénation cellulaire — or, on sait que la cellule nerveuse y est très sensible et qu'elle réagit par une sécrétion exagérée d'adrénaline, l'hormone du stress — d'autre part, une élimination excessive de gaz carbonique qui va entraîner une alcalinisation* de nos tissus. Ces deux facteurs, augmentation de l'adrénaline et alcalinisation, vont entraîner une H.N.M. réactionnelle et c'est ainsi que :

➔ une hyperventilation aiguë va ainsi pouvoir entraîner une attaque de spasmophilie aiguë ;
➔ une hyperventilation chronique va plutôt entraîner des manifestations de spasmophilie chronique.

Cette vue des choses correspond tout à fait à une réalité souvent observée :

➔ La respiration de certains spasmophiles est en effet bien particulière : haletante, rapide, courte, mal synchronisée, avec prédominance de la respiration thoracique ou la respiration claviculaire, due à l'utilisation des muscles respiratoires intercostaux ou accessoires (muscles du cou), et pas ou peu du diaphragme (respiration abdominale) ; entrecoupée de soupirs et de bâillements fréquents (pour récupérer de l'oxygène), la parole est saccadée, hachée, s'accompagnant d'une fatigabilité vocale due à la défaillance de la soufflerie pulmonaire et non pas du vibrateur vocal. Ce mode respiratoire, parfois lié à un facteur ou à une pression émotionnelle, devient petit à petit le mode respiratoire habituel. Il s'agit alors d'une véritable respiration de stress. Nous verrons que le spasme du muscle diaphragmatique semble y avoir une part prépondérante.

On s'aperçoit donc que des causes sanguines peuvent entraîner des perturbations micro-nutritionnelles de la cellule nerveuse, que des causes respiratoires peuvent entraîner des perturbations de la « respiration » cellulaire ; les deux types de facteurs, combinés ou non, entraînant une hyperexcitabilité des cellules nerveuses et musculaires, avec pour résultat des signes pouvant traduire préférentiellement suivant les cas une spasmophilie chronique ou des attaques de spasmophilie aiguë.

De part et d'autre de l'Atlantique : polémique et réconciliation

La polémique

L'existence de ces deux groupes de causes favorisantes entraîne une polémique de part et d'autre de l'Atlantique. De notre côté, les Européens et les Latins tout particulièrement sont des tenants du mécanisme humoral de la spasmophilie, rapporté essentiellement à la diminution du magnésium. De l'autre côté, les Américains et les Anglo-Saxons d'une manière générale sont des tenants du mécanisme ventilatoire, rapporté au stress. D'ailleurs, pour eux, la notion de spasmophilie n'existe pas en tant que telle, elle est appelée « syndrome d'hyperventilation chronique ». Dans cette affaire, chacun reste campé sur ses positions en dédaignant celles de l'autre. Et pourtant, on ne peut nier :

1. Que des baisses importantes du magnésium d'origine organique reproduisent tous les signes de l'hyperexcitabilité neuro-musculaire
2. Que l'hyperventilation se retrouve lors de la crise de spasmophilie aiguë et que par ailleurs elle est utilisée pour

faciliter la mise en évidence de la maladie spasmophilique, alors que l'hypoventilation supprime les signes.
3. Que les signes ressentis ou subis par les malades sont les mêmes dans les deux cas.

On a le sentiment que cette lutte stérile se place au niveau de la dénomination de la maladie plus que sur son existence propre. **Il semble bien qu'il n'y ait donc pas là deux maladies différentes, mais bien une seule et même, reconnaissant des causes différentes puisque c'est un syndrome, et dans tous les cas, le patient lui ressent les signes et ne demande qu'à être soulagé.** Cette guerre des continents n'a donc pas lieu d'être, ne serait-ce que pour le bien du spasmophile ; de plus une synthèse consensuelle peut être trouvée en examinant ce que l'on appelle le « rapport de Loeb ».

Le rapport de Loeb

$$\frac{Na^{++} \times K^{+}}{Ca^{++} \times Mg^{++} \times H^{+}}$$

Na	= sodium
K	= potassium
Ca	= calcium
Mg	= magnésium
H	= ion hydrogène

La réconciliation
Nous avons parlé de Loeb lors de l'historique de la spasmophilie. Ce chercheur a défini dans une formule un rapport concernant tous les facteurs pouvant augmenter ou diminuer l'excitabilité neuro-musculaire. Plus le rapport est élevé, plus l'excitabilité est augmentée. Ainsi, sur la ligne supérieure qui nous intéresse la moins, l'augmentation du sodium et du potassium augmente l'excitabilité neuro-musculaire. La ligne inférieure par contre est riche d'enseignements. Toute diminution de cette ligne va entraîner une augmentation de l'hyperexcita-

bilité neuro-musculaire, à savoir : une diminution du calcium, une diminution du magnésium, une diminution des ions H + (les ions H + sont ceux de l'acidité donc une diminution correspond à une alcalinisation du milieu cellulaire).
On retrouve donc, réunis dans la même formule, tous les facteurs favorisants que nous avons décrits et qui concourent au même état d'hyperexcitabilité neuro-musculaire. L'étude de ce rapport confirme bien que la spasmophilie est une maladie pluri-factorielle et qu'il n'y a pas deux types de spasmophilie, mais des spasmophilies à prédominance humorale, des spasmophilies à prédominance ventilatoire et sans doute des spasmophilies mixtes où les deux facteurs coexistent à parts plus ou moins égales pour aboutir au même tableau type d'H.N.M. ; cette H.N.M. qui devrait d'ailleurs logiquement servir de base pour définir et dénommer la maladie, ce qui pourrait convenir à tout le monde.

Un facteur commun : le stress

S'il y avait besoin encore d'un lien réunissant les spasmophilies humorales et les spasmophilies ventilatoires, ce serait bien le stress qui agit par l'intermédiaire de ces deux facteurs.
En effet, une respiration ample, lente et régulière est synonyme de calme ; c'est celle que l'on rencontre par exemple pendant le sommeil ; une respiration superficielle, rapide et irrégulière est synonyme d'anxiété, jusqu'à ce qu'une émotion forte vous « coupe » le souffle. L'hyperventilation semble donc liée directement au stress. Une hyperventilation aiguë serait due à un stress émotionnel et une hyperventilation chronique serait due à une anxiété durable.
Par ailleurs, le stress est un grand consommateur de magnésium, de par l'adrénaline qu'il fait sécréter. Or, le magnésium est impliqué dans le métabolisme de cette même adrénaline.

D'ailleurs, il semblerait, et c'est un troisième mécanisme d'explication de la spasmophilie, que le spasmophile soit un hyper-

sécréteur d'adrénaline ; rappelons-nous la diathèse adrénergique. Ceci ferait l'objet d'un véritable cercle vicieux, puisque l'adrénaline a des effets identiques à la caféine et qu'elle a donc tendance à augmenter la tension nerveuse et ensuite, par contrecoup, la fatigue. Cela expliquerait aussi la relative efficacité de certains médicaments « anti-adrénaline ».
Nous avons ainsi réussi à définir une certaine unité de la spasmophilie. Mais cette unité est-elle vérifiable, autrement dit la spasmophilie est-elle objectivable ? Ceci va être l'objet du prochain paragraphe.

> *En bref...*
> *Le spasmophile est à la fois un hyper-réactif et un dystonique.*
> *La spasmophilie est un syndrome pluri-factoriel : magnésium, hyperventilation et stress y contribuent.*

6 Comment confirmer la spasmophilie ?

Il n'y a pas de critère biologique absolu et constant de la spasmophilie, mais un faisceau d'arguments variés qui se regroupent au nombre de trois : arguments cliniques, arguments biologiques, arguments électromyographiques. Certains éléments vont donner des arguments directs tendant à démontrer l'existence du mécanisme même de l'hyperexcitabilité neuro-musculaire, ce sera le cas des arguments cliniques et de l'électromyographie. D'autres donnent des arguments indirects en mettant en évidence des facteurs favorisant la maladie, ce sera le cas des examens de laboratoire.

Arguments cliniques

Ils consistent à observer ou à reproduire les signes de l'hyperexcitabilité neuro-musculaire, soit par percussion d'un nerf ou d'une de ses branches : c'est le signe de Chvostek ; soit par mise en alcalose locale : c'est la manœuvre de Trousseau.

Le signe de Chvostek
La percussion de la branche inférieure du nerf facial au niveau de la joue, au milieu d'une ligne unissant lobule de l'oreille et commissure buccale, juste sous la pommette, entraîne une contraction de la moitié correspondante de la lèvre supérieure en trois stades :

1. Contraction de l'hémi-lèvre supérieure du côté de la percussion ;
2. Contraction de la lèvre supérieure entière ;
3. Contraction des deux lèvres réalisant une déformation en « museau de carpe ».

C'est ce qu'on appelle le signe de Chvostek. Il est positif chez 80 % des spasmophiles. Il peut être encore sensibilisé par l'hyperventilation.
De la même manière, la percussion de la branche supérieure du nerf facial entraînera une contraction de la paupière ; appliquée au niveau de la partie haute de la jambe, elle entraînera une flexion du pied. Le même mécanisme peut être employé au niveau des réflexes du tendon d'Achille ou rotulien. D'une manière générale, en cas de spasmophilie, on retrouve l'existence d'une réponse locale vive, diffuse, prolongée dans le temps.

La manœuvre de Trousseau : une spasmophilie localisée
C'est en quelque sorte la reproduction provoquée du spasme musculaire des mains de la nourrice qui, lui, est dû à la fuite en calcium liée à l'allaitement.
On pose un brassard gonflé au-dessus de la pression artérielle pendant une durée de 3 à 10 minutes ; vers la fin de ce temps ou, plus souvent, à la levée du brassard, on assiste à une contraction de la main et des doigts formant une espèce de cône comme la main de l'accoucheur qui va chercher l'enfant dans le ventre de sa mère. Cette contracture visible de la main est précédée tout d'abord par des fourmillements, puis par des sensations de spasmes musculaires ressentis pas le sujet et parfois visibles à l'œil nu au niveau de l'éminence thénar* dans les cas les plus

marqués. Cette épreuve peut être sensibilisée par une manœuvre d'hyperventilation qui va accentuer encore l'alcalose.
De même que le signe de Chvostek, la positivité de la manœuvre de Trousseau a une grande valeur pour affirmer le diagnostic de spasmophilie.

▮ Arguments électromyographiques : au cœur de l'H.N.M.

Aspects électromyographiques de la spasmophilie

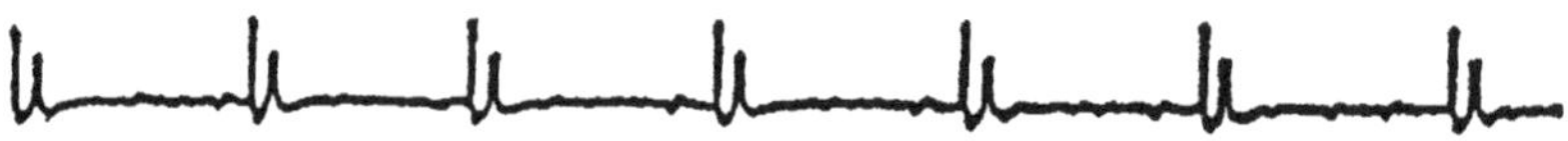

Activité spontanée : doublets.

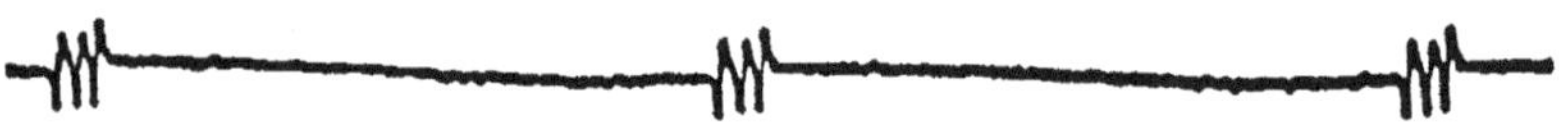

Après ischémie : triplets.

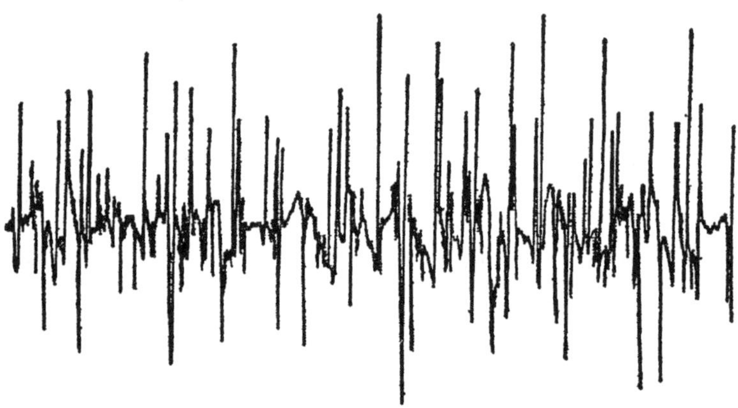

Activité intense : manœuvre de Trousseau.

La stimulation normale du muscle c'est l'impulsion électrique qui vient du nerf. On peut enregistrer cette impulsion ainsi que la réaction du muscle qui en résulte. Ceci se fait au niveau d'un muscle du dos de la main, situé entre le pouce et l'index. Le courant électrique est recueilli par des électrodes, soit piquées, soit collées, et il est enregistré sur un écran d'ordinateur. Normalement, au repos, il n'y a pas d'activité électrique ; au moment de la contraction musculaire, un train d'onde électrique apparaît, de fréquence et d'amplitude proportionnelles à l'intensité de la contraction.

Chez un sujet spasmophile, il existe rarement, il est vrai, une activité spontanée du muscle, ce qui est déjà anormal. Après sensibilisation par pose d'un garrot et hyperventilation (comme pour la manœuvre de Trousseau) on assiste à un train d'ondes, mais chaque composante de l'onde comporte deux, trois ou quatre petits pics regroupés en doublet, triplet ou quadruplet suivant le nombre.

Ces signes électriques sont très évocateurs et donnent quasiment une preuve de la spasmophilie. Dans les cas les plus positifs où les tracés sont très riches en nombre, ils sont parfois accompagnés d'une sensation de crampe au niveau de la main, et parfois même d'une ébauche de « main d'accoucheur ». L'électromyogramme ne fait alors que confirmer la positivité du signe de la manœuvre de Trousseau.

Parmi les autres examens électriques :
➔ l'électroencéphalogramme montre des signes peu spécifiques d'irritation diffuse du type de celle que l'on rencontre dans l'anxiété ;
➔ électronystagmogramme (enregistrement des vertiges) montre l'existence d'ondes amples et lentes qui elles, seraient plus spécifiques de la spasmophilie ;
➔ l'électrocardiogramme peut montrer des signes de trouble du rythme cardiaque, ceux-là même qui ont suscité la dénomination de spasmorythmie.

Arguments biologiques ou de laboratoire

Ils vont mettre en évidence les facteurs favorisants humoraux ou ventilatoires.

Pour les causes humorales

1. Déficit magnésique

On peut mesurer le magnésium contenu dans le plasma sanguin, mais aussi et surtout le magnésium intracellulaire mesuré dans la cellule la plus accessible qui est le globule rouge. L'hypomagnésémie se définit par un taux de magnésium plasmatique inférieur à 0,8 et un taux dans le globule rouge inférieur à 1,6 mmol/l.

Pour qu'il y ait baisse, il faut que la carence soit déjà sinon sévère, du moins sérieuse. C'est ainsi que le magnésium dans le globule rouge n'est abaissé que dans un tiers des cas environ chez le spasmophile.

On a proposé, pour étude du magnésium intracellulaire, la biopsie musculaire (25 % du magnésium dans l'organisme est situé dans le muscle) ; elle n'est en réalité pratiquée que pour confirmer les déficits magnésiques sévères pouvant entraîner des conséquences vitales ou pour certains travaux scientifiques.

2. Déficit calcique

Rarement, sauf en cas de crise aiguë, il existe une baisse de la concentration de calcium dans le sang et surtout augmentation de l'élimination du calcium par les urines sur une durée de 24 heures, ceci dans 20 % des cas, ce qui démontre une baisse de la quantité de calcium global contenu dans l'organisme.

3. La phosphorémie et les phosphatases sont abaissés dans 20 % des cas. On peut éventuellement rechercher une baisse du potassium dans le sang, qui est un facteur aggravant de la spasmophilie.

Principaux examens de laboratoire dans la spasmophilie

Éléments	Normes	Dans la spasmophilie
Magnésium plasmatique	0,74 - 0,98 mmol/litre	Normal le plus souvent
Magnésium globulaire	1,6 - 2,4 mmol/litre	Diminué dans 35 % des
Calcium sanguin	2,25 - 2,55 mmol/litre	cas
Calcium urines 24 heures	2,00 - 7,50 mmol	Diminué si attaque aiguë
Phosphore sanguin		Augmentation dans 20 %
Phosphore urines	0,80 - 1,50 mmol/litre	des cas
24 heures	12,50 - 40 mmol	Baisse dans 20 % des cas
Phosphatases alcalines		Rarement augmenté
dans le sang	35 - 200 UI/litre	
Potassium sanguin	3,7 - 4,9 mmol/litre	Parfois diminuées
Réserve alcaline	24 - 33 mmol/litre	Rarement anormal
Adrénaline urines	Inférieure à 0,1mmol	Diminuée en cas d'alcalose intense
24 heures		Augmentée en cas de stress intense

Résultats exprimés en millimol ou micro-millimol.
Une mol : poids d'une substance rapportée au poids d'une molécule de cette substance.

Pour les causes ventilatoires

1. L'alcalinisation du plasma sanguin est rare car l'organisme a des mesures de compensation : tamponnement par les bicarbonates. Leur épuisement peut entraîner une baisse de la réserve alcaline au niveau du plasma. Quant au taux de gaz carbonique dans le sang, il est de mesure peu courante, nécessitant un prélèvement artériel.
2. La mesure d'adrénaline dans les urines de 24 heures qui est augmentée en cas de stress intense, n'est pas courante non plus.
3. On peut compléter ces recherches par les épreuves fonctionnelles ventilatoires, qui ne sont que le reflet des consta-

tations cliniques : baisse de la capacité respiratoire, rythme rapide, irrégulier, de petite amplitude.

Arguments de traitement

Certains proposent, en l'absence de diagnostic évident, et en présupposant que les déficits magnésiques sont les causes les plus fréquentes des spasmophilies, de pratiquer un test thérapeutique, c'est-à-dire un traitement par les sels de magnésium à doses correctes pendant trois à cinq semaines. Une amélioration de la situation prouvant rétrospectivement l'existence d'un déficit magnésique occulte.

Certes, ceci peut ne pas paraître très logique car, en principe, le diagnostic précède toujours le traitement. Il faut toutefois souligner que :

1. la spasmophilie est une affection parfois difficile à déceler ;
2. le traitement magnésique pratiqué dans ces conditions ne peut avoir aucun effet nocif sur l'organisme ;
3. enfin, il ne dispense absolument pas d'éliminer formellement une maladie organique sous-jacente qui serait justiciable d'un autre traitement.

Au total, on peut dire que le diagnostic de la spasmophilie n'est jamais un diagnostic facile ou absolu, d'où l'intérêt d'une bonne clinique qui permet d'en reconnaître les différents signes. Rien ne vous empêche d'ailleurs, sinon dans le diagnostic du moins dans le suivi de votre spasmophilie, de rechercher vous-même et sur vous-même un signe de Chvostek en vous mettant devant une glace, ou un signe de Trousseau avec un simple brassard.

> *En bref...*
> *La confirmation de la spasmophilie repose sur un faisceau d'arguments : cliniques, biologiques, électromyographiques, thérapeutiques.*

Chapitre II : Comment reconnaître la spasmophilie ?

La spasmophilie est « une maladie qui a mille visages ». L'expression laisse à entendre qu'il n'est pas toujours facile de s'y reconnaître. Ce qu'il faut avant tout, c'est y penser et, partant de là, être très systématique dans la recherche des signes qui ne viennent pas toujours à l'esprit spontanément : on ne trouve que ce que l'on cherche. Nous préciserons plus loin un protocole de consultation du spasmophile. Mais avant tout, la première question que l'on peut se poser est celle de la nature des signes par laquelle elle peut se manifester.

I Par quels signes peut-elle se manifester ?

Ces signes sont multiples, divers et variés, et ils offrent différents aspects en fonction de leur signification, de leur localisation, de leur fréquence ou de leur mode de regroupement.

A ▸ Selon leur signification et leur mécanisme

On peut distinguer :

Les signes généraux qui sont les signes de retentissement sur le métabolisme de l'organisme par l'intermédiaire des neuro-hormones. Il peut s'agir de :
- ➔ fatigue : 90 % des cas, à prédominance matinale dans la moitié des cas ;
- ➔ amaigrissement, lié à une baisse de l'appétit, très fréquente ;
- ➔ bouffées de chaleur ou au contraire frilosité, dans un tiers des cas.

Les signes liés à des manifestations d'hyperexcitabilité du système nerveux central, au niveau de l'axe cérébral, en relation avec les

neuromédiateurs et les neuro-hormones. Il peut s'agir dans les trois quarts des cas :
➔ d'anxiété (souvent avec hyperémotivité, parfois avec irritabilité),
➔ d'insomnies (d'endormissement ou par réveils nocturnes).
Dans la moitié des cas :
➔ de maux de tête : « céphalées par tension » ou migraines.
Dans un tiers des cas :
➔ de sensations vertigineuses.

Les signes liés à l'hyperexcitabilité du système nerveux périphérique, nerfs périphériques et muscles striés, mais aussi système sensoriel et circulatoire.
Ils peuvent être permanents ou durables :
➔ douleurs paravertébrales (lombaires, dorsales, nucales) : un tiers des cas,
➔ « traits tirés »/bouche crispée,
➔ froideur des extrémités (fréquent) due à la contraction des vaisseaux.
Ou bien paroxystiques :
➔ fourmillements des mains/bouche,
➔ crampes musculaires : surtout nocturnes,
➔ clonies palpébrales : « tressautement des paupières ».
Chacun de ces signes étant rencontré dans la moitié des cas environ.
➔ syndrome de Raynaud* par insuffisance circulatoire des mains (rare).

Les signes viscéraux sont dus au dérèglement du système neurovégétatif et à des spasmes des muscles lisses des viscères.
Dans la moitié des cas :
➔ palpitations,
➔ douleurs thoraciques,
➔ troubles digestifs,
➔ constipation.
Dans un quart des cas :

→ crises d'oppression thoracique et gêne respiratoire à l'effort ;
→ « boule » ou globus pharyngé dite à tort « boule hystérique » ;
→ enrouement/aphonie spasmodique.

Des manifestations paroxystiques majeures correspondent à une extériorisation brutale de la maladie :
→ crise de tétanie : 15 % des cas,
→ attaque panique/angoisse : 1/3 des cas,
→ lipothymies*/malaise vagal* : une fois sur deux.

B ▸ Suivant leur localisation

Les signes ou symptômes potentiellement rattachables à la spasmophilie sont multiples et, plutôt que d'en faire une longue liste, le plus simple est de les classer par organe ou système et de les relier à leur origine, c'est-à-dire de faire une sorte d'atlas géographique ou anatomique des signes de la spasmophilie. On peut distinguer en gros 10 sites de localisation, en sachant toutefois que le plus souvent les signes sont diffus : un signe étant emprunté à un site, un autre à un autre, etc.

● Un site global touche l'ensemble de l'organisme : celui des signes généraux

Ils témoignent du rôle de la spasmophilie dans le dérèglement des fonctions générales de l'organisme.

▌La fatigue

C'est le premier de tous les signes ; elle est omniprésente.
→ La fatigue du matin, la plus caractéristique, est liée au terrain hyper-réflectif. Elle s'accompagne d'une défatigation à l'activité et elle est liée au repos de la nuit et au manque d'adrénaline qui est en quelque sorte la caféine de l'organisme.
→ La fatigabilité est liée au terrain dystonique. Plus tardivement en âge, elle se traduit par une fatigue de fin de journée, jus-

tifiant en milieu d'après-midi vers 17 heures, une sieste et/ou prise de café ou de thé.

→ La fatigue peut survenir en coup de pompe dans la journée avec une chute brutale de la charge énergétique, soit sur le plan physique avec impossibilité de continuer l'effort, soit sur le plan intellectuel avec impossibilité de concentration ou de réflexion plus avancée.

Les « médicaments » de la fatigue aggravent le cas, car la cause n'est pas retrouvée et ils peuvent conduire, en la masquant, à l'épuisement.

Les troubles du sommeil

Ils entretiennent des rapports étroits avec la fatigue, car ils sont inclus dans le même cycle activité/repos.

→ L'insomnie du soir peut présenter deux types : une hyperactivité euphorique pour le versant hyper-réactif, elle est liée à l'hypersécrétion d'adrénaline. Elle peut aussi être liée à une difficulté à s'endormir par anxiété : on ressasse la journée et on craint le lendemain. Ceci est lié au terrain dystonique.

→ Les réveils nocturnes eux aussi, avec éventuellement des cauchemars, sont liés à l'anxiété ou à l'émergence d'une angoisse.

Le réveil précoce du matin avec crainte de la journée à venir, doit faire penser à une tendance dépressive sous-jacente ou compliquant la spasmophilie (diathèse anergique).

Le retentissement sur l'état général du corps

→ Amaigrissement : il est lié à la baisse de l'appétit et au sur régime de tension du spasmophile.

→ Obésité : l'anxiété chronique peut amener à une hyperphagie* avec compulsions voire véritable boulimie.

Il peut y avoir alternance des deux mécanismes, aboutissant à un phénomène de yo-yo très mauvais au point de vue cardiocirculatoire et nécessitant une véritable garde-robe accordéon.

➔ Le visage du spasmophile est parfois très caractéristique avec une tension des muscles de la face : visage tendu, bouche crispée, et témoignant de la fatigue : des traits tirés et parfois des poches sous les yeux.

➔ Autre retentissement général : le dérèglement de la fonction isothermique de notre corps avec poussées fébriles ou de fébricules non expliqués, soit d'origine centrale, soit correspondant aux contractures musculaires. À l'inverse, certaines périodes de frilosité, sans réelle baisse de la température, sont liées à la décharge énergétique de l'organisme.

● Au niveau de l'axe cérébral : les signes neuro-psychologiques

L'anxiété

L'anxiété est elle aussi un phénomène quasi constant et omniprésent chez le spasmophile, conséquence du versant dystonique. Elle consiste à voir ou à imaginer les événements ou les obstacles plus importants ou plus gros qu'ils ne sont. Le rôle de l'imagination est grand, c'est « la folle du logis ». « Les ennuis les plus graves sont ceux que tu n'as jamais eus ». Nous imaginons en effet au bas mot 90 % de nos embêtements. Le pire pour l'anxieux c'est de ne pas savoir, de rester dans l'incertitude. Il se trouve mieux face à un obstacle matériel.

L'anxiété est déclenchée dans un premier temps, par le jeu des neuromédiateurs et des neuro-hormones, puis ensuite auto-entretenue par les réactions d'hyper-réflectivité. C'est un véritable cercle vicieux.

Cette anxiété peut augmenter pour devenir une véritable angoisse. L'anxiété est due à des sentiments vécus, alors que l'angoisse est corrélée à des sentiments physiques : circonstances de survenue, foule ou au contraire vide ; sensations physiques : oppression, boule dans la gorge, etc.

L'anxiété peut être définie comme « une peur sans objet apparent ». C'est un sentiment permanent d'insécurité, de menace permanente, de l'impression que la vie est toujours risquée, enfin c'est un doute perpétuel avec absence de décision.

La dépression

Des épisodes dépressifs peuvent survenir, témoins de l'intrusion de la diathèse anergique. Si le sentiment d'anxiété est dirigé contre les événements extérieurs, le sentiment de dépression est dirigé contre l'individu lui-même : pessimisme, tristesse, douleur morale, auto-dépréciation (l'individu se voit plus petit que l'obstacle), impression que la vie ne vaut pas la peine d'être vécue. Elle s'accompagne d'une baisse de l'appétit avec baisse du poids, et d'une baisse du sommeil qui peut aboutir parfois à une fatigue extrême avec aboulie* et neurasthénie*.

La négation du fait que l'anxiété peut être rapportée à un problème métabolique, peut entraîner une psychiatrisation abusive de ce problème avec conséquences désastreuses, du fait du traitement psychiatrique proprement dit et du fait que la cause est méconnue et donc non traitée.Les autres signes neuropsychologiques témoignent du dérèglement et des réponses inadéquates des grandes fonctions du cerveau.

L'instabilité à la marche

C'est la sensation d'être ivre, de marcher de travers, entraînant parfois des chutes ou une réduction de l'activité : peur de traverser la rue, d'aller dans les magasins, avec crainte que l'on pense que la personne a bu. Elle peut s'accompagner de vertiges rotatoires ou oscillatoires dont nous reparlerons plus loin.

Les impressions de tête vide

Elles peuvent être accompagnées de pertes de mémoire, de difficulté à trouver les mots, à articuler, difficultés de concentration et parfois somnolence. Elles sont liées à une baisse de régime du cerveau.

▌Les troubles de la vision

La sensation de flou visuel, difficulté à fixer les objets, impression de lignes ou de mots sautés à la lecture. Liés parfois à une cataracte dont nous reparlerons plus loin.

▌Le tremblement des extrémités

Des mains tout particulièrement, constant ou survenant juste lors des émotions, sensibilisé par la pose d'une feuille de papier sur les mains, accompagné de secousses musculaires et de sensations de tremblements intérieurs.

Toutes ces manifestations augmentent encore l'anxiété primitive, d'autant qu'on en trouve rarement une explication satisfaisante, si l'on n'a pas pensé à la spasmophilie.

● Au niveau de la cage thoracique : les signes respiratoires

Ces signes sont à la fois des signes de la maladie et des facteurs qui la favorisent. Rappelons les principales caractéristiques de la respiration du spasmophile : respiration courte, haletante, rapide, mal synchronisée, avec soupirs et bâillements fréquents et parole hachée. On peut rencontrer encore d'autres signes qui peuvent faire évoquer la maladie : sensation d'oppression respiratoire, de compression ou de douleur thoracique, enfin assister à de véritables crises rappelant les crises d'asthme, ceci étant lié vraisemblablement à la contracture des muscles intercostaux et surtout du muscle diaphragme. Dans toutes ces manifestations, le spasme du muscle diaphragme est fréquemment retrouvé et semble jouer un rôle sinon prépondérant du moins non négligeable.

● Au niveau de l'abdomen : les signes digestifs

▌Les crises de colite spasmodique

Le côlon du spasmophile est d'une grande réflectivité car il est très innervé. Elles se traduisent par des douleurs brutales au niveau de l'abdomen cédant spontanément ou avec des médicaments antispasmodiques. Elles surviennent plus électivement lors d'une contrariété. N'oublions pas que l'on a dénommé le côlon le « cerveau abdominal ». Plus rarement, il peut s'agir d'alternance de constipation et de diarrhée.

Les spasmes des voies biliaires

Plus rarement et sur un terrain hépatique peuvent survenir des spasmes des voies biliaires : apparition de douleur de l'hypocondre* droit, d'un certain degré de jaunisse parfois simplement localisé à la conjonctive des yeux survenant après une contrariété ou une émotion violente.
Spasmes/brûlures gastriques témoignant d'une hyperacidité gastrique et pouvant être la première étape d'un ulcère. Bien d'autres signes digestifs peuvent survenir et on peut citer dans le désordre : aérophagie avec aérogastrie et aérocolie, flatulences, digestion difficile et lente surtout des graisses et du chocolat avec éructations, vomissements, régurgitations, etc. témoignant d'une hyper-réflectivité de l'appareil digestif.

Au niveau du bassin féminin : les signes gynécologiques

Les manifestations de la spasmophilie sont très fréquentes à ce niveau. La spasmophilie a été tout d'abord décrite et étudiée à propos de cas féminins. Les consultations de gynécologie comportent 70 % de pathologies fonctionnelles ou micro-lésionnelles, 30 % de troubles organiques macroscopiques (fibromes, kystes, etc.). Ici, les facteurs favorisant la spasmophilie sont nombreux :

- facteurs psycho-émotionnels : la peur, les émotions, la souffrance morale peuvent entraîner une apparition ou au contraire un blocage des règles, et peuvent par ailleurs déclencher des spasmes douloureux ou des infections génitales opportunistes ;
- facteurs physiologiques : ce sont les épisodes de la vie génitale de la femme. Puberté, apparition et déroulement des

règles, grossesses et accouchements, avortements spontanés ou provoqués, ménopause enfin;
- ➔ facteurs maladifs : troubles de règles, kystes, fibromes, endométriose, affections génitales diverses.

Les principaux symptômes à facteurs spasmophiliques consistent en :
- ➔ troubles de règles les plus typiques : absence des règles ou règles douloureuses ou douleurs au moment de l'ovulation.
- ➔ Pertes blanches sans facteur infectieux évident;
- ➔ Démangeaisons vulvaires et douleurs en urinant sans infection urinaire évidente;
- ➔ Douleurs du bas-ventre ou du périnée; névralgies au niveau de l'anus ou du rectum;
- ➔ Enfin, inflammations/kystes ovariens avec douleurs du bas-ventre ou des reins et souvent rapportés à des facteurs psycho-émotionnels ou socio-familiaux;

Concernant le déclenchement, le déroulement ou les suites d'une grossesse :
- ➔ stérilité en dehors de toute cause organique, mécanique ou endocrinienne, ceci par spasmes et hypermotricité des trompes : l'ovule n'a pas eu le temps d'être fécondé;
- ➔ avortement spontané ou à répétition, sans aucune lésion organique, par spasmes du muscle utérin qui expulse le fœtus;
- ➔ grossesse compliquée pénible : perte de connaissance, malaise, lipothymie, syncope, vomissements spasmodiques;
- ➔ se manifestent après l'accouchement : périodes de longue fatigue;
- ➔ se manifestent au cours ou après la grossesse : troubles trophiques au niveau des ongles, des dents ou des cheveux, et parfois déclenchement d'une cataracte.

Devant tous ces troubles gynécologiques et sans explication organique évidente, il faudrait toujours rechercher des signes généraux associés, pour les rapporter à leur origine et instituer un traitement au stade de lésion fonctionnelle ou de micro-lésion.

● Au niveau des organes génitaux : la vie sexuelle du spasmophile

Cette vie sexuelle est très perturbée, que ce soit individuellement ou en couple. Les spasmophiles en effet se marient volontiers entre eux, ne serait-ce que par affinité de caractère, ce qui ne fait que majorer les troubles sexuels et leurs conséquences.

▮ Chez la femme

La dyspareunie

Contracture permanente des muscles constricteurs du vagin, rendant l'acte sexuel impossible ou très difficile, en tout cas douloureux. En rapport plutôt avec l'anxiété et le tempérament dystonique. Conséquences : refus ou espacement de l'acte sexuel qui est vécu comme une épreuve, un devoir voire même un viol.

La frigidité

Absence de désir ou de plaisir au cours de l'acte sexuel. Survenant dans un contexte de tension, de douleur morale, d'anxiété, avec spasmes musculaires.

Au total, la femme spasmophile a le plus souvent une vie sexuelle non satisfaisante, qui est elle-même anxiogène et qui ne fait que retentir défavorablement sur le cours de la maladie.

▮ Chez les hommes

L'éjaculation précoce

Survenant trop précocement au cours de l'acte sexuel ou même parfois avant sa mise en œuvre, cette éjaculation précoce est incontrôlable et elle est liée à l'hyperexcitabilité neuro-musculaire. Elle est génératrice d'angoisses : angoisse de « ne pas être à la hauteur » à tous les sens du terme, ce qui rend le contrôle encore plus difficile.

L'impuissance

Absence d'érection ou érection insuffisante liée entre autre à l'anxiété et la fatigue du spasmophile, auxquelles peut se surajouter une dépression temporaire. Cette impuissance, facteur d'échecs relationnels et sentimentaux répétés, est très mal vécue par l'individu et par le couple.

Le couple spasmophile

On imagine aisément le retentissement désastreux sur les relations de couple que peuvent avoir les différentes combinaisons entre les troubles sexuels masculins et féminins inhérents de la spasmophilie. Une vie sexuelle satisfaisante et accomplie qui pourrait être un facteur complémentaire d'union dans un couple devient à l'encontre un objet de désaccord, voire de drame. De plus, une telle dysharmonie sexuelle entraîne souvent un comportement sexuel aberrant avec partenaires multiples, abordés dans des circonstances variables et particulièrement dangereux à l'heure actuelle.

Au centre du thorax : les signes cardiaques et circulatoires

Se projetant au niveau de la zone cardiaque : douleurs à type de pointe, de crampe, de torsion.

Troubles du rythme cardiaque : impression que le cœur a « raté » une contraction (extrasystole) ou crise de battements précipités, de chamade (tachycardie). Le tout survenant plus lors d'une émotion que d'un effort physique.

Au point de vue circulatoire : hypertension artérielle labile « nerveuse », refroidissement rapide des extrémités, doigts morts, ou au contraire picotements, puis douleur et chaleur et rougeur, fréquence des engelures.

Maux de tête de type migraineux : douleur à type de battement touchant la moitié du crâne et survenant par crises espacées.

Les examens complémentaires (électrocardiogramme, échographie cardiaque) pourraient montrer un signe parfois associé à la spasmophilie : le prolapsus de la valve mitrale entraînant des troubles de fonctionnement de la pompe cardiaque.

- **Au niveau de l'appareil locomoteur : les signes ostéo-articulaires et vertébraux**

Ces signes sont directement en rapport avec l'hyperexcitabilité neuro-musculaire, avec retentissement au niveau de la statique vertébrale et des articulations des muscles squelettiques.

Les plus fréquents sont les crampes musculaires qui sont assez brutales d'arrivée, qui surviennent préférentiellement la nuit et qui touchent surtout les jambes et les membres inférieurs. S'accompagnant parfois d'impatience nocturne avec nécessité de se relever pour marcher.
On en rapproche les céphalées de stress qui sont dues à la contracture des muscles de la nuque et du crâne, sous l'influence de facteurs psychologiques et qui réalisent des céphalées chroniques quotidiennes, qui sont surtout sous la dépendance du tempérament dystonique et anxieux.
Plus particulièrement chez les sportifs et sous la dépendance du caractère hyperspasmodique, on note souvent des nodules ainsi que des claquages musculaires.
Les entorses, tout particulièrement au niveau des chevilles, sont assez fréquentes et répétitives, témoignant d'une mauvaise coordination neuro-musculaire au niveau de la marche et de la station debout. Les tendinites répétées aussi sont assez fréquentes : le muscle hyperspasmé tire sur le tendon. Elles sont favorisées surtout chez la femme par une insuffisance d'hydratation.
Les douleurs musculaires répétitives et quasiment quotidiennes sont fréquentes au niveau de la colonne cervicale, dorsale ou lombaire. Là encore, d'origine spasmodique, mais aussi favorisées par un ancien traumatisme ou certaines attitudes professionnelles.

● Sur toute la surface du corps : les signes dermatologiques

Comprenant les signes au niveau de la peau, mais aussi au niveau des phanères, c'est-à-dire des ongles et des cheveux.

▌Au niveau de la peau

➔ Prurit (démangeaisons) généralisé, survenant par poussée, sans cause évidente, souvent rattaché à des problèmes d'anxiété ou de choc émotionnel.

➔ Rougeurs cutanées plus ou moins localisées, d'apparition brutale et de disparition rapide ; là encore, sans cause évidente et rattachées plutôt à des causes psychologiques plus qu'à des causes mécaniques ou infectieuses.

➔ Hyperhydrose : transpiration exagérée, surtout dans sa localisation au niveau des pieds et des mains, rattachée souvent à un caractère anxieux et sensible au stress. Les traitements par électrolyse ne donnent pas toujours les résultats escomptés.

➔ Dermographisme : hypersensibilité mécanique de la peau. Le passage d'un ongle ou d'une aiguille fine entraîne très rapidement la constitution d'un bourrelet un peu semblable à celui d'une piqûre d'insecte ou d'une piqûre d'ortie. Elle témoigne d'une hyper-réactivité de la peau et une origine allergique n'est pas toujours retrouvée.

➔ Psoriasis associé : sous forme de plaques de desquamation cutanée pouvant prédominer au niveau du cuir chevelu, des coudes et des genoux. Classiquement rattaché à un profil psychologique particulier et de traitement incertain. D'autres maladies du cuir chevelu peuvent se rencontrer : séborrhée (excès de production de sébum avec éventuellement pellicules) ; pelade avec plage sans cheveux ; là encore, aucune cause particulière n'est retrouvée.

▌Au niveau des phanères

➔ Cheveux secs, fins et cassants.

➔ Ongles mous, dédoublés, avec éventuellement des petites taches blanches.

Ces phénomènes peuvent être majorés en cours de grossesse.

● Au niveau de la face et du cou : les signes PRL/ophtalmo/stomato

▌Au niveau de la gorge

➔ Sensation de boule dans la gorge, de serrement, ceci par spasmes des muscles du pharynx, prédominant à la déglutition « à vide » de la salive alors que les aliments passent bien ; survenant souvent dans le contexte d'une tumeur cancéreuse de la gorge familiale ou de l'entourage.

➔ Enrouement spasmodique brutal lié à une crampe ou à un spasme d'une corde vocale (qui est un muscle comme un autre).

➔ Fatigabilité vocale liée non pas à une atteinte du vibrateur des cordes vocales, mais à une faiblesse de la soufflerie du fait du type particulier de respiration du spasmophile.

➔ Paresthésie pharyngée : sensation bizarre au niveau de la bouche et/ou de la gorge, soit superficielle à type de brûlure, soit de douleur plus profonde liée aux spasmes des muscles pharyngés.

▌Au niveau du nez

➔ Rhinite spasmodique avec épisodes de congestion nasale, d'écoulement et d'éternuements.

➔ Sinusalgies frontales ou maxillaires liées elles aussi à des blocages des orifices sinusiens, sans que l'on retrouve de cause évidente, allergique tout particulièrement.

▌Au niveau des oreilles

➔ Acouphènes (bruits d'oreilles) : tout particulièrement acouphènes de tonalité grave par spasmes des petits muscles des osselets de l'oreille. Le magnésium aurait de plus une action de protection de l'oreille interne contre le bruit.

➔ Vertiges paroxystiques : qui sont en fait de faux vertiges avec sensation d'oscillation et de déséquilibre, survenant plus particulièrement en public, dans la rue, etc. Ils s'accompagnent d'un tracé particulier à l'enregistrement du vertige (ENG) : tracé lent et ample.

▮ Au niveau des yeux

➔ Myoclonies* ou tressautements palpébraux uni ou bilatéraux, survenant surtout à certaines époques de l'année (printemps, automne).

➔ Flou visuel intermittent par trouble de l'accommodation.

➔ Cataracte bien particulière liée à un dépôt de calcium à la partie postérieure du cristallin.

➔ Mouches ou points brillants devant les yeux témoignant de troubles du vitré* à l'intérieur de l'œil.

➔ Amaurose (suppression de la vue) brutale et temporaire de la vision d'un œil liée vraisemblablement à un spasme circulatoire, mais devant entraîner un réflexe de méfiance et faire pratiquer impérativement un scanner et autres examens.

▮ Au niveau stomatologie

➔ Bruxisme (grincements des dents) la nuit surtout, témoignant d'un terrain anxieux.

➔ Glossodynie : douleur de la langue, soit superficielle à type de brûlures ou de picotements de la pointe de la langue, soit profonde, par crampe/spasme de la musculature linguale.

➔ Douleurs faciales : localisées soit à la partie latérale de la face liées à la contracture des muscles faciaux, soit à la racine du nez.

▮ Au niveau de la bouche

➔ Troubles de la salivation avec, à certains moments, bouche sèche ou au contraire hypersalivation. La bouche sèche étant d'origine psychologique, l'hypersalivation plutôt d'origine neurologique.

Fréquence des signes chez les femmes et les hommes

Signes cliniques	Femmes (%)	Hommes (%)	Total (%)
Asthénie	90	84	89
Anxiété	73	68	72
Signe de Chvosteck	74	57	70
Céphalées	72	58	69
Troubles du sommeil	69	61	68
Paresthésies	67	53	64
Douleurs du dos	65	51	62
Palpitations	65	44	61
Refroidissement des extrémités	66	36	60
Sensations vertigineuses	59	46	56
Fatigue matinale	56	47	54
Frilosité	57	32	52
Sensations de boule dans la gorge	53	35	49
Douleurs thoraciques	48	47	48
Crampes	48	44	47
Troubles digestifs	47	45	46
Oppression thoracique	48	39	46
Tendance dépressive	47	26	43
Perte de l'appétit	43	33	41
Bouffée de chaleur	41	30	39
Amaigrissement	35	28	34
Constipation	34	15	30
Tétanie typique	20	9	18
Crises d'angoisse, crises viscérales	18	15	18
Malaises	16	12	15
Tétanie atypique	12	13	12
Peurs focalisées	13	10	12
Diarrhée	6	9	7

→ Paresthésie ou fourmillements autour de la bouche souvent associés à des fourmillements au bout des doigts.
→ Les dents du spasmophile sont souvent jaunes, cassantes, avec des taches blanches et de fréquentes caries.

En bref...
Rappelons que tous ces signes sont loin d'être tous spécifiques à la spasmophilie; certains sont très évocateurs : bouffées d'angoisse, troubles du sommeil, tressautements des paupières, paresthésie au niveau de la bouche et des doigts, crampes musculaires et, à eux seuls, font évoquer le diagnostic de spasmophilie. Les autres signes le sont moins et font penser à la spasmophilie, par leur nature évoquant l'hyperexcitabilité neuro-musculaire, là encore après avoir éliminé à coup sûr une lésion organique sous-jacente.

C ▶ Suivant leur fréquence

Nous l'avons déjà évoqué lors de l'étude de leur mécanisme. Là encore, plus qu'une longue liste, un tableau plus complet vous permettra de repérer plus facilement les signes les plus fréquents ou de positionner vos propres signes par rapport à la maladie *(voir page précédente)*.

D ▶ Suivant leur mode de regroupement

Bien naturellement, tous les signes que nous avons cités, ne serait-ce qu'en raison de leur fréquence respective, ne se retrouvent pas tous chez le même individu au même moment; de plus, on peut les regrouper selon différents critères.

▌Par degré d'importance

À la limite du physiologique ou bien témoignant d'une pathologie fonctionnelle. Nous prendrons trois exemples :

→ pour la fatigue : la tendance à être du soir plutôt que du matin qui est physiologique, devient asthénie* matinale ;
→ pour l'anxiété : la tendance à être inquiet, à se faire du souci, qui est physiologique, devient une anxiété voire une angoisse permanente et injustifiée ;
→ pour le côlon : un côlon irritable ou une fragilité colique aux fibres alimentaires crues ou aux graisses, qui sont physiologiques, deviennent colite spasmodique.

D'où l'intérêt de l'étude soigneuse des signes et de leur évolution pour pouvoir « faire la différence ».

Par composante somatique ou psychique dominante

Témoignant de la prédominance de l'un des deux versants du profil spasmodique : diathèse hyper-réactive ou de la diathèse neurotonique.
Pour la composante somatique, plutôt rapportée à la diathèse hyper-réactive, on notera les signes d'hyper-réflectivité périphérique et les signes viscéraux.
Pour la composante psychologique, plutôt rattachée à la diathèse neurotonique, on notera les signes d'hyperactivité centrale, neurologiques et caractériels, et les signes généraux.
Quant aux manifestations paroxystiques, elles sont partagées. La tétanie classique étant plutôt somatique ; les crises d'attaque panique étant plutôt psychiques ; les malaises ou lipothymies sont psychologiques dans leurs manifestations et plutôt physiques dans leur déclenchement.
Dans cette maladie, tout est très nuancé, rien n'est parfaitement blanc ou parfaitement noir.

Suivant le nombre et la diffusion des signes

Il existe des formes à signes multiples et diffus, dix signes au moins : dans ces cas ; le diagnostic est évident.
On a des formes avec quelques signes (3-4) disséminés et épars, dans ces cas-là, le diagnostic est plus délicat. Il faut alors :

1. y penser, de par la nature des signes ou leur spécificité,
2. confirmer le diagnostic par : la recherche des signes cliniques, le laboratoire, l'électromyogramme.

Enfin, dans certains cas, les signes, quel que soit leur nombre, sont focalisés autour d'un organe ou d'un appareil, faisant distinguer autant de forme de la spasmophilie, par exemple forme cardiaque, forme digestive, forme gynécologique ou neurologique. Dans ces cas, il ne faut pas confondre ou passer à côté d'une lésion organique. Là encore, comme nous le reverrons, l'étude fine des signes et les examens de laboratoire peuvent faire la différence.

> *En bref...*
> *Les signes d'appel de la spasmophilie sont diffus.*
> *Certains sont spécifiques, d'autres évocateurs, d'autres rapportés.*
> *Ils sont variables suivant leur signification, leur fréquence, leur localisation, leur importance, leur regroupement...*

2 La spasmophilie est-elle un état durable ?

La spasmophilie est-elle toujours une maladie de longue durée ou bien existe-t-il des cas plus limités dans le temps ? Est-elle une maladie que l'on ne peut que maîtriser ou y a-t-il des cas que l'on peut guérir vraiment ? C'est selon.
Rarement, on se retrouvera devant une spasmophilie-symptôme, c'est-à-dire d'une H.N.M. témoignant ou secondaire à un état maladif sous-jacent. Elle sera de durée limitée sous réserve bien sûr de la guérison de la maladie causale. Il pourra s'agir :
➔ de troubles humoraux primitifs : baisse plus ou moins temporaire du calcium et/ou du magnésium de cause physique ou physiologique : grossesse/lactation, éthylisme, sport, troubles digestifs, etc.
➔ d'affections organiques : infections chroniques, colites, maladies rénales...

→ de facteurs extérieurs passagers : surmenage occasionnel, situations conflictuelles temporaires...
→ d'affections psychiques : névrose anxieuse surtout, névrose phobique et obsessionnelle parfois.

Dans ces cas-là, qui sont les moins nombreux, le rôle du terrain est faible voire inexistant et la correction ou la guérison des troubles supprimera le symptôme spasmophilique.
Le plus souvent en effet, on se trouve devant le tableau d'une spasmophilie-maladie ou spasmophilie autonome, qui est ce syndrome fonctionnel, réactionnel et auto-entretenu que nous avons défini et qui se nourrit de ses propres symptômes. Il faut bien penser qu'il s'agit là d'un état « spasmophilique » sous-tendu par un terrain particulier qui fait la maladie d'une vie et que l'on ne peut que maîtriser.
Ce qui ne veut pas dire que l'on soit pour autant malade tout le temps, cette maîtrise permettant dans de nombreux cas de revenir à une forme de spasmophilie latente pendant parfois une longue durée de temps. Ceci nous amène à définir les différents degrés de la spasmophilie.

> **En bref...**
> *La spasmophilie-symptôme est liée à une cause physique temporaire ou à une situation déstabilisante réversible.*
> *L'état spasmophilique durable se nourrit de ses propres symptômes de désadaptation.*

3 Quels sont les différents stades de la spasmophilie ?

A ▶ Spasmophilie latente : avant tout y rester

Indépendamment des signes propres au profil spasmophile à prédominance hyper-réactive ou dystonique évoqués lors de l'étude du terrain spasmophile, on peut voir l'émergence de quelques signes à la limite du physiologique et plus ou moins évocateurs survenant en crises en général courtes et espacées dans le temps.

Signes de la série psychologique : bouffées d'anxiété mal expliquées avec « boule pharyngée »; période d'hyperactivité fébrile parfois conséquence de la première.
Sur le plan somatique : fourmillements/paresthésie de la bouche et des mains; sensation de visage tiré; tressautements de la paupière; apparition de quelques crampes ou manifestations viscérales par exemple crise de colite spasmodique, palpitations cardiaques, etc.
Sont très évocateurs aussi, les circonstances de survenue de ces signes :

→ en rapport avec un stress : période de surmenage, approche de l'échéance d'un examen par exemple; au moment des règles; aux saisons intermédiaires : automne et surtout printemps après un long hiver avec manque de soleil donc de vitamine D, donc de calcium. On en rapproche les classiques épisodes de dépression réactionnelle survenant à la même époque de l'année.

D'où la valeur, devant ces petits signes, du repérage et de l'étude du terrain spasmophile, ainsi que du recours aux examens de laboratoire… mais comme nous le disions au début, il faut avant tout y penser !

B ▸ Spasmophilie extériorisée : retrouver la cause

Dans ces cas, les signes sont en général multiples, durables et répétitifs, et de ce fait, assez facilement rattachés à leur origine. Ce qui compte avant tout, c'est de retrouver la cause ou les facteurs de cette extériorisation, qu'ils soient déclenchants ou entretenants.

Facteurs déclenchants

Qu'ils soient prévisibles ou fortuits, les facteurs déclenchants pourront être des circonstances ou des événements passagers, plus ou moins désagréables ou agressifs, qui déclencheront l'extériorisation de la spasmophilie et laisseront ensuite place aux facteurs d'entretien. Il pourra aussi s'agir de changement rapide de rythme de vie ou de situation familiale ou professionnelle ; d'un régime amaigrissant, d'un traitement médical ou d'une opération chirurgicale. Ils vont permettre de dater parfois très précisément le début de la maladie.

Facteurs déclenchants et/ou d'entretien extérieurs

Sources liées à la santé	Sources liées au familial	Sources liées au professionnel
• Accident de la circulation • Traumatisme crânien • Intervention chirurgicale • Maladie récente • Réduction continue du sommeil • Fausse couche • Ménopause • Hystérectomie • Contraception orale (pilule) • Infections gynécologiques • Médicaments (diurétiques, laxatifs...) • Cures d'amaigrissement • Abus de café, d'alcool, tabac	• Modifications familiales • Deuil • Grossesse • Accouchement • Allaitement • Conflits familiaux • Problèmes sexuels • Divorce	• Difficultés financières • Déménagement • Examens • Concours • Surmenage professionnel • Conflits professionnels • Compétition sportive sans surveillance • Ennui • Solitude

En dehors d'une adaptation qui fera disparaître les crises, ces facteurs pourront devenir durables, prolongés ou répétitifs, et faire la transition avec les facteurs d'entretien dont nous allons parler.

Facteurs d'entretien

Le facteur d'entretien essentiel c'est le stress, pris au sens courant de : réaction physique ou psychologique de l'individu aux pressions de l'existence quotidienne.

Causes du stress

Qu'elles soient prévisibles ou non, les causes sont multiples, soit inhérentes à toute existence humaine, soit plus spécifiques à notre époque actuelle et nous insisterons sur ce dernier aspect. On peut distinguer à cet égard les causes physiques et les causes psychologiques.

Physiquement : rythme de vie endiablé, bruit, pollution, non respect des rythmes fondamentaux, nutritionnels ou de repos entachant le fonctionnement de notre organisme.

Psychologiquement : pression de la rentabilité, crainte de l'avenir et du chômage, multiplicité des informations le plus souvent désagréables arrivant de toute la planète accroissent la pression vitale que nous subissons.

Les manifestations du stress

Les conséquences du stress sont elles aussi physiques et psychiques ; elles sont responsables indirectement de la prise de nombreuses mauvaises habitudes.

Les conséquences physiques se traduisent par : fatigue, baisse de l'état général, diminution de la résistance aux infections et aux petites nuisances de tous les jours.

Quant aux conséquences psychologiques elles induisent : anxiété ou angoisse, dépression voire association des deux, irritabilité ou même agressivité. Les sentiments négatifs sont souvent exacerbés sous forme de sentiments rouges : rancune, colère, jalousie ; ou noirs : peurs, angoisses, regrets. Les uns comme les autres épuisent le système nerveux et détruisent l'équilibre psychique (ceci pour reprendre l'analogie chromatique du Dr Victor Pauchet).

Tout ceci aboutit à une sensation de malaise intérieur, qui ne peut qu'avoir un retentissement négatif sur les relations que nous entretenons avec nous-mêmes et avec notre entourage.
Cette situation désagréable, que certains ont rapportée à une baisse du taux sanguin de nos morphines naturelles, les endorphines, nous amène à rechercher ailleurs une certaine consolation, sous forme de conduite de dérivation/compensation que les scientifiques appellent comportements addictifs (de l'anglais *to addict* : s'intoxiquer) et qui sont dus en fait à une mauvaise autogestion individuelle du stress qui nous entoure. Ils comportent : prise de tranquillisants, tabagisme, consommation abusive d'alcool, abus de nourriture.

Ces différents comportements majorent d'eux-mêmes la sensation de malaise intérieur et augmentent donc le stress dans une sorte de cercle vicieux.
Le repérage des circonstances déclenchantes et/ou d'entretien de la maladie est important car il permet soit de s'en éloigner, soit de les éviter, soit de prendre des mesures préventives si elles sont prévisibles. Ceci contribue largement à la maîtrise naturelle de la spasmophilie.

Cycles d'auto-d'entretien

Nous avons déjà défini la spasmophilie comme un syndrome auto-entretenu.
La spasmophilie est une maladie psychosomatique au sens cyclique du terme. Les manifestations somatiques augmentant les troubles psychologiques qui eux-mêmes facilitent l'apparition des troubles somatiques.

Les cycles d'auto-entretien

Type/niveau	Les éléments du cycle	
Terrain spasmophile	Diathèse hyper-réactive	Diathèse dystonique
Symptôme physique	Fatigue	Effort démesuré pour assurer
Symptôme psychologique	Anxiété	Manifestations somatiques, hyperpnée
Rapports sociaux	Caractère difficile du spasmophile	Conflit d'entourage
Facteurs eux-mêmes	Facteurs extérieurs	Facteurs d'auto-entretien

➔ Ceci se retrouve dès le départ au niveau du terrain spasmophilique où les manifestations d'hyper-réactivité entretiennent des manifestations de neurodystonie qui elles-mêmes facilitent les réactions excessives.

➔ Sur le plan des manifestations physiques, concernant par exemple la fatigue, cette dernière occasionne des efforts démesurés et disproportionnés pour « assurer », et ces efforts majorent eux-mêmes la fatigue, etc.

➔ Sur le plan psychologique, l'anxiété facilite la symptomatologie H.N.M./l'hyperpnée qui, elles-mêmes, majorent l'anxiété, etc.

➔ Enfin, concernant les rapports avec les autres, le caractère parfois difficile, changeant et imprévisible du spasmophile, est facteur de conflits extérieurs avec son entourage professionnel ou familial, ce qui augmente encore plus son irritabilité, etc.

On peut dire aussi que globalement les facteurs d'auto-entretien et les facteurs d'entretien extérieurs se potentialisent l'un l'autre, et que la spasmophilie, tel un serpent se mordant la queue, se nourrit de ses propres symptômes. Il paraît donc bien difficile, une fois la maladie établie, d'envisager une guérison spontanée en dehors de toute prise en charge sous forme d'une aide extérieure.

Les signes de maladie fonctionnelle

Ils sont, dans la forme extériorisée, disséminés, plus ou moins nombreux, à prédominance somatique ou psychologique. Nous les avons déjà envisagés précédemment. Sont caractéristiques et doivent attirer l'attention :

- ➔ la variabilité de ces signes, aussi bien de leur localisation que dans leur intensité ;
- ➔ le caractère imprévisible et rapide de leur évolution, aussi bien dans le sens de l'amélioration que dans celui de la dégradation ;
- ➔ la fréquence des réactions paradoxales ou défavorables aux médicaments relevant de la composante hyper-réactive, qui fait que parfois le début de la spasmophilie est corrélé à tel ou tel traitement qui était sensé l'améliorer ;
- ➔ la relative fréquence d'épisodes dépressifs surajoutés témoignant de l'intrusion de la diathèse anergique et ne faisant qu'aggraver le contexte neuro-psychologique ; les malades ayant toujours alors le regard fixé vers la maladie et jamais vers la guérison ;
- ➔ enfin, d'autres facteurs tels que leurs circonstances de déclenchement, leur environnement ou leurs signes d'accompagnement, leurs conséquences, peuvent et doivent faire penser à la spasmophilie. Ceci, répétons-le, après avoir éliminé certains aspects organiques qui peuvent porter à confusion ; par exemple, hyperfonctionnement du corps thyroïde, dépression sous-jacente, problèmes coronariens ou cardiaques, etc.

C ▸ La spasmophilie « critique » : adopter la bonne conduite

Le terme « critique » n'est pas obligatoirement pris là dans un sens de gravité, mais dans celui de générateur d'inquiétude, qu'il s'agisse d'une inquiétude intériorisée dans le cas de certaines formes de la maladie focalisées autour d'un organe ou d'un appareil, ou bien d'une inquiétude extériorisée voire d'une anxiété ou d'une angoisse lors de certaines manifestations explosives de la spasmophilie décompensée.

Spasmophilie focalisée : un doute raisonnable

Dans certains cas, assez fréquents, il s'agira d'une spasmophilie focalisée sur un appareil ou un organe-cible. Il pourra s'agir d'une focalisation d'emblée sur une lésion préexistante, le plus souvent au stade fonctionnel, ou d'une focalisation secondaire par création au niveau d'un organe de micro-lésions consécutives à la spasmophilie.

On retrouvera donc conjointement plusieurs signes d'un des sites dont nous avons parlé. Ces manifestations groupées doivent faire évoquer des diagnostics plus sérieux voire plus graves qui doivent impérativement être écartés par votre médecin avant d'invoquer le diagnostic de spasmophilie. Ainsi :

- devant des signes cardio-circulatoires, il faudra éliminer une hypertension d'origine rénale, des troubles du rythme ou une insuffisance cardiaque, un infarctus ou une angine de poitrine ;
- devant des signes digestifs : une colite ulcéreuse, une tumeur du côlon, une hépatite ou un calcul biliaire, un ulcère ou une tumeur de l'estomac ;
- devant des signes gynécologiques : un fibrome, un kyste de l'ovaire, une infection utérine, une grossesse extra-utérine ;
- devant des signes pulmonaires : de l'asthme, une embolie pulmonaire, de l'emphysème ou un essoufflement d'origine cardiaque ;

➔ devant des signes neurologiques : une maladie de dégénérescence du cerveau ou de la moelle, une pathologie circulatoire ou tumorale de l'œil ou au niveau de l'oreille ; au point de vue psychologique : une névrose chronique ou une psychose avérée ;
➔ devant des signes ostéo-articulaires : un rhumatisme évolutif inflammatoire ou dégénératif, de l'ostéoporose, certaines tumeurs osseuses.
➔ enfin, devant une focalisation axée sur les signes généraux : certains regroupements inquiétants sans cause évidente : par exemple baisse de poids et/ou fébricule et/ou fatigue extrême, on peut invoquer des diagnostics d'affection sévère généralisée, maladie de système, dépression masquée, etc.

Tous ces exemples ne sont pas donnés pour vous inquiéter, mais pour vous faire toucher du doigt le fait qu'ici plus qu'ailleurs, la spasmophilie est un diagnostic médical car avant tout un diagnostic d'élimination.
Bien évidemment et comme nous allons le voir, ceci pose le problème des relations entre la spasmophilie et d'autres maladies, qu'elles soient coexistantes, en voie de formation ou bien frontières.

▌Spasmophilie décompensée : l'urgence
Dans le cadre de la spasmophilie, un certain nombre d'extériorisations paroxystiques, intenses voire brutales, sont plus ou moins évocatrices de la maladie. Là encore, il faut au préalable avoir éliminé par exemple une crise d'épilepsie, un malaise cardiaque ou un état de mal asthmatique. Elles nécessitent le plus souvent des mesures de prises en charge rapides et énergiques.

La crise de tétanie
L'attaque de spasmophilie aiguë ou tétanie ou acrocontracture (contracture des extrémités) extériorise le profil hyperspasmo-

dique ; elle est très typique de la spasmophilie et la signe pratiquement.

La période de début est marquée par fourmillements des mains et des avant-bras avec maladresse des mouvements due à la perte de souplesse musculaire, puis par l'existence de petites contractures musculaires au niveau des mains.
Puis survient la période spasmodique avec des contractures musculaires plus ou moins associées et marquées :
➔ au niveau de la main avec « main d'accoucheur »,
➔ au niveau du pied avec pied creux spasmodique,
➔ les deux pouvant s'associer pour donner le spasme carpopédal,
➔ au niveau de la face avec déformation caractéristique de la bouche en museau de carpe,
➔ parfois au niveau de la colonne avec dos arqué,
➔ la crise dure quelques minutes à quelques heures, souvent écourtée par le traitement fait en urgence.

Pendant la crise, la conscience est conservée, la respiration est courte et haletante. Il n'y a ni morsure de la langue, ni perte des urines contrairement à une crise d'épilepsie.
La fin de la crise est annoncée par des fourmillements qui reviennent à nouveau. Les muscles concernés reprennent leur souplesse progressivement. Les crises sont parfois spontanément répétitives, véritable attaque, pouvant durer plusieurs jours ; ce tableau est devenu rare avec les traitements actuels.
Cette crise est plus sévère et plus répétitive en cas de baisse du calcium sanguin (tétanie proprement dite) ; elle est moins marquée et d'évolution plus favorable si le calcium est normal (tétanie normo-calcique ou crise spasmophile proprement dite).

Les attaques de panique
Elles correspondent à une extériorisation brutale du caractère anxieux du versant dystonique du profil spasmophile. Souvent

développées la nuit ou « entre chien et loup », elles surviennent dans des situations stéréotypées : lieux publics, transports en commun; situations de confinement : foule; ou au contraire grand espace vide. Le sujet est « tétanisé » par l'angoisse avec parfois claquements de dents et yeux exorbités, comme sous l'emprise d'une vision. Il existe une angoisse très vive, une sensation de malaise intense, qui peut aller jusqu'à la peur de mourir ou de devenir fou. La fin de la crise, facilitée par la prise d'un sédatif en urgence, est suivie par une grande fatigue. En l'absence de traitement suivi, les crises peuvent se reproduire.

Malaise vagal ou lipothymies

Elles correspondent en quelque sorte à l'extériorisation d'une crise viscérale. Dans une situation de chaleur, de confinement ou souvent après un repas (ce qui est logique, puisque le nerf pneumogastrique ou vague assure le fonctionnement du tube digestif), le sujet voit un voile rouge devant les yeux, il entend des bruissements dans les oreilles; il existe souvent des nausées ou des gênes respiratoires. Si il ne s'allonge pas immédiatement, il perd connaissance. La reprise de connaissance est progressive, accompagnée parfois d'un vomissement libérateur.

> **En bref...**
> *La spasmophilie latente nécessite d'y penser.*
> *La spasmophilie extériorisée doit faire rechercher des facteurs d'entretien.*
> *La spasmophilie focalisée est un diagnostic d'élimination.*
> *La spasmophilie décompensée est une urgence médicale.*

4 La spasmophilie et les autres maladies

Bien sûr, la spasmophilie n'est pas la maladie exclusive d'un individu; d'une part, elle peut coexister dès le début avec une autre affection; d'autre part, dans le cours de son évolution, elle peut

donner lieu à une pathologie lésionnelle; enfin, le syndrome spasmophile est un syndrome suffisamment protéiforme pour que la limite avec d'autres maladies demande à être précisée.
Il est donc important de donner à la spasmophilie la place qu'elle mérite et de la délimiter ou de la différencier d'autres affections qui lui sont apparentées.

A ◗ Donner sa place à la spasmophilie

Ceci pose le problème d'une analyse critique et objective des symptômes qui, par rapport au syndrome spasmophilique, doit éviter le trop ou le trop peu.

Ne pas la voir partout
Et, en particulier, devant l'existence d'une spasmophilie apparemment focalisée, garder suffisamment d'objectivité pour pouvoir replacer les signes cliniques dans leur contexte et éviter de passer à côté d'une lésion organique sous-jacente ou bien aggravée par la spasmophilie.

Ne pas l'ignorer
Et tout particulièrement ne pas nier la spasmophilie en la rangeant dans la catégorie des désordres mentaux ou apparentés, et ceci pour deux raisons :
➔ tout d'abord parce que la maladie peut avoir en elle-même un retentissement psychologique parfois majeur, et que la négation de son existence en tant que telle laisse le spasmophile seul, désemparé, doutant parfois de son intégrité mentale, ceci pouvant induire des syndromes dépressifs et conduire parfois dans les cas extrêmes à des conduites suicidaires. Négliger un spasmophile serait-il assimilable au délit de non assistance à personne en danger?
➔ ensuite, parce qu'ignorer cette maladie sous le prétexte que ses signes sont purement fonctionnels, c'est dédaigner ou méconnaître le fait que l'étape fonctionnelle n'est qu'un stade

évolutif de la maladie ; la chronicité de l'évolution ou la répétitions des accès vont aboutir à la création de micro-lésions, elles-mêmes facteurs d'entretien et conduisant à une pathologie organique dont le traitement s'impose, les signes devenant alors constants dans leur intensité et leur durée (exemple : des brûlures intermittentes de l'estomac peuvent petit à petit devenir une douleur rythmique propre à un ulcère d'estomac constitué).

B ▶ les affections/formes frontières

Il s'agit d'affections autonomes dans lesquelles on ne retrouve aucun signe clinique ou biologique propre à la spasmophilie. Par contre, elles présentent des aspects de maladies fonctionnelles ou de maladies de type psychosomatique, et on y retrouve fréquemment les stigmates électromyographiques propres à la spasmophilie. Il s'agit de :

→ maladies allergiques : asthme ; urticaire ; eczéma ; rhinite vasomotrice chronique ;
→ certaines maladies comportant un trouble métabolique et/ou hormonal : hypoglycémies fonctionnelles ; certaines obésités ; hyperthyroïdies ; troubles gravidiques : vomissements incoercibles (douteux : rôle possible de l'alcalose), avortements à répétition ; troubles menstruels : aménorrhées ;
→ maladies comportant un élément d'instabilité circulatoire : syndromes de Raynaud sans causes organiques ; hypotension orthostatique* ; syncopes vaso-vagales ; migraines.
→ maladies comportant un élément psychosomatique : hypertension artérielle essentielle : sur 100 hypertendus examinés dans un laboratoire d'EMG, il a été vérifié que dans 85 % des cas d'HTA labile du sujet jeune, l'EMG était positif, que ce taux demeurait à 50 % dans les cas d'HTA permanente essentielle récente, pour ensuite diminuer avec l'ancienneté de la maladie. Ces signes EMG ne sont donc pas la conséquence de l'HTA mais ont bien à voir avec son mécanisme de constitution ;

→ maladie comportant un trouble de la coordination nerveuse : crampes des écrivains ; torticolis spasmodiques ; claquages/tendinites à répétition chez le sportif favorisés par un manque d'hydratation ou d'échauffement.

Ulcère duodénal et asthme en font aussi partie. Il semble donc bien qu'il existe, au moins en partie dans la genèse de ces maladies, une part de mécanisme d'hyperexcitabilité neuromusculaire. Vous noterez d'ailleurs que certains de ces troubles sont répertoriés dans ceux qui sont rattachés à la spasmophilie.
Bref, de quelque côté que nous nous tournions, nous sommes ramenés à l'éternel problème de l'ajustement de la prise en charge thérapeutique à la plus ou moins grande organicité de la maladie, faute de quoi des erreurs fort préjudiciables peuvent se produire.

C ▸ Quand faut-il s'inquiéter ?

Y a-t-il des cas où l'inquiétude est de mise ? Oui, quand vous constatez que vos symptômes sont en train de changer de nature et prennent des caractères de type organique ; c'est-à-dire quand ils deviennent constants dans leur siège, durables dans le temps et d'évolution progressivement croissante (voir l'exemple donné plus haut de l'hypertension artérielle).
L'attention doit être aussi attirée quand à des signes habituels se rajoutent des signes plus inquiétants : fièvre, mal de tête violent, etc. D'où l'importance d'une certaine vigilance qui ne doit toutefois pas tourner à l'obsession, les choses étant au mieux remises à leur juste place grâce à la collaboration avec votre médecin.

> *En bref…*
> *Il ne faut ni négliger la spasmophilie, ni la voir partout.*
> *D'autres maladies ont le même mécanisme à base d'H.N.M.*
> *Un signe constant dans son siège, sa durée, et/ou croissant dans son intensité, doit faire douter du diagnostic de simple spasmophilie.*

5 RÉFLEXIONS SUR CERTAINS ASPECTS DE LA MALADIE

Un certain nombre de réflexions peuvent être menées à propos de la compréhension globale de la maladie et concernant aussi bien le terrain que les aspects évolutifs, que les facteurs ou même la dénomination de la spasmophilie.

A ◗ Sur la constitution du terrain sapsmophile

Un parallèle peut être dégagé entre la structure du terrain spasmophile et les différents maux de tête qui font d'ailleurs souvent partie du tableau de la maladie (voir *Migraines et céphalées* aux éditions Dangles).

- ➔ La migraine tout d'abord qui est un mal de tête d'origine circulatoire, touchant la moitié de la tête, évoluant par crises séparées d'espaces plus ou moins longs. Elle est tout à fait caractéristique de la diathèse d'hyper-réactivité, car le migraineux est un véritable sismographe qui est sensible à toute variation de son milieu intérieur ou d'environnement extérieur.
- ➔ La céphalée de stress qui est un mal de tête lié à la contracture des muscles de la nuque, de localisation postérieure et qui survient tous les jours. Elle est caractéristique de la diathèse neurotonique. La personne qui en est atteinte se comportant comme un véritable baromètre sensible en continu à la pression psychologique du stress.

Ces deux maux de tête peuvent coexister chez la même personne, on parle alors de céphalées mixtes, soit alternées lorsqu'elles surviennent à des périodes différentes, soit coexistantes lorsqu'elles sont intriquées. C'est surtout dans ce dernier cas qu'elles sont plus proches du terrain spasmophile, puisqu'elles associent à la fois des signes d'hyper-réactivité et des signes de dystonie.

B ▶ Sur les différents aspects évolutifs de la maladie

Si l'on voulait étendre à l'ensemble de la maladie les deux versants du terrain spasmophile, on pourrait en fonction de chacun de ces versants essayer de déterminer logiquement le type des symptômes, le facteur prédominant et le sujet proprement dit. Par exemple, le versant d'hyper-réactivité correspondrait à des spasmes des muscles périphériques, à des périodes d'agitation. Il serait plutôt lié au manque de magnésium et surviendrait plus volontiers chez le sujet jeune. De la même manière, le versant dystonique serait plutôt lié à l'anxiété, aux spasmes viscéraux ou aux paresthésies ; il serait plutôt lié à un facteur ventilatoire et on le verrait plus volontiers chez le sujet âgé. Il serait trop simple de raisonner ainsi, en fait cela ne reflète pas la réalité et l'on peut considérer que globalement la spasmophilie est une maladie pluri-symptômatique, pluri-factorielle et qui évolue dans le temps.

C ▶ À propos des facteurs de la maladie

▌À propos du magnésium

Nous avons vu dans la petite histoire de la spasmophilie, qu'il y avait la période calcium, puis la période magnésium. Concernant ce dernier, il ne faut pas tout lui rapporter et éviter de faire la même erreur que pour le calcium. L'état du stock magnésique de l'organisme est difficile à apprécier et rappelons que le magnésium globulaire n'est diminué que dans 30 à 35 % des cas, en cas de spasmophilie.

▌Concernant le milieu alcalin

Ce facteur est plus celui des spasmophilies ventilatoires. Là encore, des incertitudes se font jour. Par exemple, si la manœuvre de Trousseau devient positive au lever du brassard, lors donc de l'alcalinisation, il n'est pas rare non plus qu'elle apparaisse, brassard en place, alors que la main est acidifiée par l'acide lactique musculaire. Certains n'hésitent pas à dire qu'il y a des H.N.M.

alcalines et des H.N.M. acides (Rubinstein). En ce qui concerne la respiration, la situation est plus nette, mais plus que d'un état alcalin stable, il s'agit pour l'organisme d'une alcalinisation liée à la respiration, compensée par l'organisme (rôle des bicarbonates) et sans cesse renouvelée. Encore une fois, dans cette maladie, rien n'est tout à fait noir ni tout à fait blanc.

Rôle de l'adrénaline

Le spasmophile est un hypersécréteur d'adrénaline qui va petit à petit développer une dépendance à l'adrénaline un peu analogue à celle de la caféine ; ce qui explique tout à fait qu'il s'agisse de personnes hyperagitées le soir, fatiguées le matin, et que l'action, avec sa production d'adrénaline, défatigue. Cela explique aussi dans la journée les alternances d'hyperactivité et de périodes quasiment d'apathie.

B Dénomination de la maladie

Les querelles concernant l'existence ou non de la spasmophilie en tant que telle et son opposition à l'hyperventilation des anglo-saxons, portent en fait sur des questions de dénomination de la maladie : soit dénomination spécifique, spasmophilie pour la France, sous-entendant le manque de magnésium ; soit hyperventilation chronique pour les anglo-saxons ; toutes deux se rapportant en fait à l'un des facteurs de la maladie.
L'idéal serait de trouver une dénomination plus consensuelle qui se rapporte au mécanisme de base de la maladie, par exemple « syndrome H.N.M. », ou toute autre appellation imagée s'y rapportant.

> *En bref…*
> *Le spasmophile est à la fois un sismographe et un baromètre.*
> *Le profil évolutif de la spasmophilie est propre à chaque spasmophile.*
> *Le rôle de chaque facteur et leur combinaison de même.*
> *Les querelles concernant la dénomination de la maladie sont vaines.*

Chapitre III : Chroniques spasmophiles

Après avoir longuement parlé de la spasmophilie, il est à présent plus que légitime de centrer notre propos sur le spasmophile. Quel est son âge ? Quel est son sexe ? Quel est le retentissement de la maladie sur sa vie ? Quelles sont ses relations avec les médecins ? etc. les réponses à toutes ces questions serviront d'ailleurs de transition avec le test : « quel spasmophile êtes-vous ? » qui clôture la première partie de cet ouvrage.

I La journée du spasmophile (la spasmophilie au quotidien)

Le caractère spasmophile

La spasmophilie est une maladie très pénible à multiples retentissements caractériels. Sur fond de fatigue, d'anxiété et d'insomnie permanente, le spasmophile a les nerfs à fleur de peau ; il est souvent sujet à des épisodes d'hyperémotivité, de spasmes ou de dysesthésie*, ainsi que d'hypersensibilité aux changements et aux conditions extrêmes (chaleur, froid, bruit, etc.). Il éprouve souvent des difficultés à effectuer les actes simples de la vie courante et une sensation permanente de « décalage » avec l'existence. Des difficultés à assurer un effort prolongé (cause respiratoire ?) expliquent les alternances de périodes d'indolence et d'activité fébrile. Quoi qu'il en soit, ces caractéristiques ne peuvent pas ne pas retentir sur les différents aspects de la vie de tous les jours.

Retentissements

→ Vie familiale difficile : dispute, séparation, divorce fréquents, surtout si les deux conjoints sont spasmophiles. Si les crises sont fréquentes : rendez-vous décommandés, dîners annulés, sorties remises ; au total : absence de projet, doutes et perplexité du conjoint, perturbation de la vie naturelle des enfants qui peuvent eux-mêmes être atteints par la maladie.

- ➔ Vie professionnelle : la carrière est entravée par l'absentéisme, les difficultés à prendre une décision, travail mal vécu : malaises en y allant, épuisement en revenant. Par ailleurs, tristesse, sauts d'humeur ne facilitent pas la communication avec les autres. Donc incompréhension des collègues et des employeurs. On ne tient pas compte des journées perdues sous un prétexte différent, car les hommes n'avouent pas souvent ce genre de troubles.
- ➔ Au point de vue loisirs : même les loisirs ne sont pas ressentis heureusement, prétexte à incident ou à anxiété ; le spasmophile ne sait pas, ne peut pas se reposer, ni profiter de l'existence comme il ou elle le souhaiterait.
- ➔ Vis-à-vis des médecins : il est souvent négligé, incompris par les médecins qui ne l'aident pas à s'en sortir comme il le souhaiterait, voire même le psychiatrisent avec des médicaments et l'enfoncent encore plus.

L'isolement du spasmophile

De tout cela, on peut facilement déduire la solitude, l'isolement du spasmophile enfermé dans sa maladie et dans ses doutes. Il n'en est pour preuve que ce témoignage féminin adressé au courrier-lecteur d'un mensuel santé : « J'ai 38 ans et souffre de spasmophilie, je voudrais entrer en contact avec des gens qui souffrent de cette maladie. J'ai énormément de vertiges, maux de tête, nausées et palpitations. Il m'est impossible d'entrer dans une grande surface, je supporte mal la foule et le bruit. Tous ces maux handicapent énormément ma vie quotidienne. J'espère être contactée rapidement ».

Le spasmophile cherche plus que tout le contact humain et tout particulièrement avec ceux qui sont atteints de la même maladie. Pour essayer bien sûr de trouver une solution à son problème, mais peut-être même et avant tout pour partager ses doutes et sortir de cette espèce de ghetto moral dans lequel l'enferme sa maladie.

2 La spasmophilie au féminin

Nous avons vu précédemment que la prédominance féminine en ce qui concerne la spasmophilie n'était pas une évidence absolue, mais qu'elle pouvait être expliquée par des habitudes sociologiques médicales.

Les femmes et la spasmophilie

Les femmes ont peut-être plus d'occasions que les hommes de faire de la spasmophilie :

- ➔ un psychisme peut-être plus réceptif, plus sensible au stress : leur organisme est un récepteur à seuil plus bas que l'homme ;
- ➔ un apport en magnésium alimentaire qui est moins important : les femmes mangent moins de céréales et de féculents, et plus de sucre ;
- ➔ des occasions d'extérioriser la maladie plus fréquentes liées entre autre aux épisodes de la vie génitale : puberté difficile, règles volontiers douloureuses, grossesse à problèmes, ménopause orageuse.

Donc, prédominance féminine sans doute, mais peut-être pas autant que l'on veut bien le dire. Quoi qu'il en soit, les femmes sont la majorité à accepter de se reconnaître dans ce profil, à prendre cet état de choses en considération et à en tirer les conséquences pratiques, c'est-à-dire à prendre leur spasmophilie en charge, y compris par l'intermédiaire de leur médecin.

La femme enceinte/allaitante est-elle plus exposée ?

Lors d'une grossesse, les besoins en magnésium sont multipliés par deux pour assurer le métabolisme de la mère et de l'enfant. De plus, la gêne respiratoire entraînée par la grossesse amène une respiration rapide et superficielle. Deux périodes sont plus favorables à la décompensation d'une spasmophilie : le début de la grossesse, du fait du bouleversement émotionnel qu'elle entraîne, et la période de l'accouchement de par l'énorme dépense physique qu'il occasionne. Si des mesures ne sont pas prises, on constate au cours de la grossesse des douleurs et crampes musculaires importantes, au niveau du dos tout particulièrement, des vomissements plus fréquents dans les trois premiers mois, une fatigue, enfin un risque de toxémie gravidique avec prise de poids importante, hypertension, parfois décollement du placenta ou crises de convulsions.

En fin de grossesse, on retrouve des contractures utérines très douloureuses, accompagnées fréquemment d'un enfant prématuré voire d'une interruption de grossesse.

L'enfant cause souvent des problèmes et, pour peu que la mère le nourrisse, les besoins en magnésium et calcium vont continuer à augmenter du fait de l'allaitement ; faute de traitement, vont persister une fatigue, des douleurs musculaires, une certaine anxiété voire une dépression après l'accouchement, le tout entraînant un état d'esprit peu favorable à l'épanouissement du rôle de mère. On voit donc tout l'intérêt de la préparation à l'accouchement précoce, dès le début de la grossesse, afin d'éviter dans la mesure du possible des manifestations viscérales de la spasmophilie.

La ménopause

Il s'agit d'une période de bouleversement physique et psychologique pour la femme, aussi bien sur le plan neuro-psychologique que sur le plan endocrinien ou circulatoire. C'est donc une période tout à fait favorable à l'extériorisation ou à la multiplication des épisodes de spasmophilie. Passée cette période, l'expression de la maladie a plutôt tendance à diminuer, certains symptômes évoluant alors vers l'organicité et rejoignant petit à petit le problème de la spasmophilie du sujet âgé dont nous allons parler plus loin.

3 La spasmophilie aux âges de la vie

Comme nous l'avons déjà précisé, la spasmophilie ne se rencontre pas qu'à l'âge moyen de l'existence et elle peut se rencontrer aux deux extrémités de cette dernière, avec toutefois des implications diagnostiques et thérapeutiques différentes.

A La spasmophilie du jeune âge : inquiétude et inadaptation

Les besoins en magnésium sont bien évidemment augmentés par le métabolisme de la croissance. Il faut savoir que plus un individu est jeune, plus il est sensible à un déficit en magnésium, d'où l'importance d'un dépistage et d'une complémentation précoces.

Les plus jeunes âges (nouveau-né et nourrisson)

Le nouveau-né est plus fréquemment qu'à l'habitude un prématuré. C'est aussi un enfant dysmature, un petit poids, ceci étant la conséquence d'un retard de croissance intra-utérine. Dans la période néo-natale, ce sera un enfant sujet aux crises de tétanie, soit localisée : spasmes du pied ou de la main, cambrure de la colonne vertébrale, crise de spasmes du sanglot*, convulsion d'un hémi-corps, ou bien crise de tétanie généralisée. Cette tétanie pourra laisser place plus tardivement à un rachitisme. Il existe aussi une forme sévère, peu différente de la myasthénie*, amenant parfois à la mise sous appareil respiratoire. Indirectement, il semblerait que la spasmophilie du nourrisson soit responsable de certaines diarrhées parfois graves, ainsi que d'une fragilité de l'émail dentaire, ceci malgré la complémentation en fluor, donnant des dents de mauvaise qualité et à l'avenir incertain.

L'enfant spasmophile

Il est au moins autant par son caractère et ses attitudes ou comportements que par ses manifestations maladives. C'est souvent un enfant qui naît dans une famille à antécédents spasmophiles ; c'est aussi un enfant difficile à beaucoup d'égards et il convient d'évoquer la spasmophilie devant des manifestations qui le rendent :

➔ difficile à comprendre : car il alterne les périodes de rêveries ou d'apathie morose ou bougonne avec des périodes d'hyperactivité fébrile versant volontiers vers une agressivité turbulente, ce qui le fait souvent traiter « d'instable caractériel » ou de lunatique ;
➔ difficile à saisir : car il est souvent introverti, imprévisible, il se confie peu facilement, étant alors qualifié de « caractère fuyant » ou de sournoiserie ;
➔ difficile « à suivre » : car ses réactions ne sont pas toujours adaptées ou proportionnées aux circonstances, ce qui faire douter de l'intégrité de son bon fonctionnement psychologique, alors que son Q.I. est tout à fait normal voire supérieur ;
➔ on constate souvent un retard de croissance associé à un retard scolaire, dus plus aux troubles du caractère qu'au manque d'intelligence.

Tout ceci évolue sur un fond plus ou moins latent d'anxiété, pouvant s'extérioriser chez les plus jeunes sous forme d'un perfectionnisme craintif ou de malaises avec sueurs, maux de tête, nausées et vomissements, survenant lors de situations qu'il estime délicates. Ces tendances ne font que s'amplifier au moment de l'adolescence, rendant son passage particulièrement difficile et pouvant, dans certains cas, faire soupçonner l'existence de comportements addictifs graves, type drogue.
En fait, le jeune spasmophile, enfant ou adolescent, est souvent un grand demandeur de sécurisation. Une psychologie attentive associée à une bonne hygiène de vie incluant diététique et activité physique, permettront un rééquilibrage physique et psychologique du jeune spasmophile, et une exploitation de ses potentialités qui sont souvent grandes.

B ▸ La spasmophilie du 3e âge : un diagnostic d'exception

En évoluant dans le temps, la spasmophilie change de visage et se rapproche de plus en plus de la diathèse neurotonique, dont nous avons vu qu'elle était caractéristique du plus grand âge. Le fond de caractère anxieux s'accentue avec survenue parfois d'épisodes de type dépressif. Les manifestations spasmodiques se traduisent surtout sur le plan viscéral par des crises de colite spasmodique, d'oppression respiratoire, de douleurs cardiaques avec accélération du pouls, etc. La fatigue, omniprésente à cet âge, ainsi que les tremblements qui sont fréquemment notés, seraient directement liés à la maladie spasmophilie. Le tout évoluant sur fond de critique de la société moderne et des jeunes générations.
Bref, les manifestations deviennent de moins en moins typiques et un premier diagnostic de spasmophilie posé à cette période de la vie est exceptionnel.

À cet âge, bien sûr, le problème de la délimitation entre les manifestations spasmodiques fonctionnelles et une maladie organique est de plus en plus pressant. La sagesse et le bon sens veulent qu'on considère, devant des manifestations focalisées, qu'à priori et jusqu'à preuve du contraire, il s'agit d'une lésion organique dont il faut assurer l'exploration et la prise en charge thérapeutique. On peut donc dire que le spasmophilie est « rattrapé » par la diathèse propre à son âge dans la troisième partie de son existence.

4 La spasmophilie et les médecins

A ▸ Les doutes du corps médical

Les avis du corps médical vis-à-vis de la spasmophilie sont très partagés. Certains acceptent sa réalité, d'autres émettent des doutes, d'autres enfin la rejettent complètement. Quelles sont les raisons qui ont amené à cet état de choses ?

Hypersectorisation/hyperspécialisation

L'homme est sectorisé (du latin sectare : couper) en divers organes ou appareils qui sont considérés comme unité en tant que telle et pas comme composante d'un individu global. Il existe donc des spécialités médicales où chacun ne voit que son secteur, mais en plus des hyperspécialisations à l'intérieur de chaque spécialité : médicale ou chirurgicale, adulte ou enfant, etc. Toute maladie touchant la globalité de l'individu physique et psychologique est à priori sinon suspecte, du moins mal comprise et mal appréhendée.
Bref, plus la médecine est sectorisée, plus elle sectorise le malade !

Trop de lésionnel

La médecine classique ne raisonne qu'en matière de lésion organique visible ou palpable. C'est oublier que la lésion arrive en fin de cheminement de la maladie et qu'elle a été précédée d'abord par des troubles fonctionnels précédés de désordres énergétiques. Cette attitude a un retentissement aussi sur le plan thérapeutique avec souvent des traitements qui pallient l'effet et non pas la cause.
La spasmophilie, maladie au stade fonctionnel, ne peut donc que rentrer dans le cadre de ces affections « douteuses ».

Preuves objectives

Le corps médical est comme saint Thomas : toute maladie doit être visible ou prouvable, par des examens biologiques tels que anomalies de certaines constantes du sang, augmentation ou diminution d'un certain nombre de type de globules, etc.

Si une maladie n'est pas directement visible, elle doit au moins être indirectement prouvable par le laboratoire.

Or, les preuves biologiques de la spasmophilie sont inconstantes, d'où le renforcement du doute.

Tout ce qui ressenti par le patient mais non visible ou prouvable, est à priori suspect d'être le fruit d'une imagination quelque peu dérangée. « Je ne connais pas donc je n'y crois pas... Je n'y crois pas donc ça n'existe pas ». Raisonnement scientiste mais pas scientifique.
J'ai été récemment très étonné d'entendre un migrainologue de renom, qui s'était battu pour faire accepter la migraine comme une maladie à part entière, exprimer au sujet de la spasmophilie les mêmes doutes qu'il reprochait à d'autres d'émettre au sujet de la migraine. Attitude décevante... mais tellement humaine !

Chimiothérapie

L'après-guerre a vu l'essor fulgurant de la chimiothérapie au sens large de médicaments chimiques : médicaments anti... douleur, microbe, nausée, anxiété, etc. qui sont le plus souvent des médicaments symptomatiques traitant l'effet plus que la cause, tout en ayant des effets secondaires non souhaitables pour l'organisme en laissant parfois le mécanisme de la maladie continuer à évoluer.

Là encore, on assiste à une hypersectorisation dans les recommandations médicales : un vasodilatateur est actif pour le cerveau mais pas pour les jambes ! un médicament fluidifiant les sécrétions va être efficace pour les bronches mais pas pour les sinus ou les trompes d'Eustache ! Comme si l'effet du médicament avait des frontières bien précises... Et revoilà la sectorisation !

On a oublié les bienfaits des plantes dont beaucoup de médicaments actuels sont issus, voire même et surtout d'un simple dialogue qui bien souvent, en expliquant le symptôme ou en le remettant à sa juste valeur, a un effet curatif en soi.

B ◗ La spasmophilie est une vraie maladie

Et pourtant, force est de constater que malgré les difficultés d'explication ou de mise en évidence de la maladie spasmophilique, les signes de l'H.N.M. subis par les patients, quels qu'en soient leur horizon, leur nationalité, leur ethnie, leur culture, etc. sont relatés avec la plus grande constance.
Ce qui démontre que ce que nous appelons la spasmophilie, qu'on peut aussi appeler l'hyperventilation chronique, est une réalité incontournable. En tout cas, elle n'est certainement assimilable à une névrose car, contrairement aux névrosés pour qui leur maladie est en quelque sorte leur raison de vivre, le spasmophile, lui, cherche à s'en sortir par tous les moyens.

Heureusement, il semble se dégager à l'heure actuelle un renouveau pour une médecine holistique qui prend en charge la totalité de l'individu et pour un œcuménisme médical qui permet une palette de traitement beaucoup plus large. Ceci permet un exercice de la médecine plus ouvert et sans œillères.

C ◗ La consultation médicale du spasmophile

Et tout d'abord qui consulter? Au premier chef, votre médecin généraliste qui pourra éventuellement se mettre en relation soit avec un neurologue, soit avec certains centres spécialisés dans la spasmophilie.
La consultation commence logiquement par la recherche des signes de la maladie et tout particulièrement par un interrogatoire qui, par ailleurs, va s'enquérir des antécédents maladifs personnels ou familiaux.
Suivra ensuite l'examen clinique qui va chercher à mettre en évidence les signes de la maladie, et tout particulièrement l'H.N.M. Viendront ensuite les demandes d'examens complémentaires de laboratoire, pour enfin aborder le versant thérapeutique de la maladie.

La logique veut que les choses soient menées dans cet ordre comme en témoigne le protocole de consultation du spasmophile élaboré par le Professeur Duc, du Centre Hospitalo-universitaire de Nancy-Brabois.

> ***En bref...***
> *La spasmophilie retentit sur tous les actes/situations de la vie quotidienne. La spasmophilie est en rapport et complique les étapes de la vie génitale de la femme. L'enfant spasmophile est un enfant difficile, inquiet et inadapté. La spasmophilie du troisième âge est un diagnostic d'élimination. La spasmophilie est maintenant reconnue comme maladie à part entière par le corps médical.*

La consultation du spamophile (Pr Duc)

Date : N° dossier :
Nom : Âge :
Prénom : Sexe :
Profession :
Adresse :

Motif de l'examen ou symptôme dominant :
depuis :

TERRAIN/ANTÉCÉDANTS

Psychique :
Anxiété modérée ❒ intense ❒
Tendance obsessionnelle ❒ hystérie ❒ immaturité ❒
Autres troubles psychiques ❒ :

Hormonal :
Aggravation prémenstruelle ❒ Contraception orale ❒ Aménorrhée ❒
Ménopause naturelle en cours ❒ terminée ❒ Ménopause artificielle ❒

Métabolique :
Obésité ❐ Hypertension ❐ Ethylisme ❐ Dysthyroïdie ❐
Diurétiques ❐ Laxatifs ❐ Cure d'amaigrissement ❐
Autres affections métaboliques ❐ :

Général :
Asthme ❐ Rhinite spasmodique ❐ Autres allergies ❐
Migraine vraie ❐ Autres affections ❐ :

FACTEURS DÉCLENCHANTS

Surmenage :
Professionnel ❐ Extra-professionnel ❐
Réduction du sommeil ❐ (horaire moyen :)

Facteurs gynéco-obstétricaux :
Fausse couche ❐ Accouchement ❐
+ lactation ❐ Grossesse en cours ❐

Facteurs somatiques :
Infection chronique ❐ aiguë ❐ Autre ❐

Difficultés psychologiques :
Conjugales ❐ Familiales ❐ Professionnelles ❐
Problèmes sexuels ❐ Deuils ❐
Autres ❐ :

CLINIQUE

Manifestations critiques :
Crises de tétanie typiques ❐ atypiques ❐ répétées ❐
Lipothymies ❐ Crise névropathique ❐ d'angoisse ❐
Perte de connaissance atypique ❐

Autres symptômes :
Asthénie ❐ Frilosité ❐ Bouffées de chaleur ❐ Vertiges ❐
Appétit diminué ❐ irrégulier ❐ Amaigrissement ❐

Douleurs thoraciques ❐ Palpitations ❐
Boule pharyngée ❐ Oppression ❐ Extrémités froides ❐
Constipation ❐ Diarrhée ❐ Alternance ❐ Dyspepsie ❐
Céphalées ❐ Horaire : Siège :
Insomnies : Endormissements ❐ Réveils ❐
Anxiété ❐ Phobie ❐ Tendance dépressive ❐
Dorsalgies ❐ Lombalgies ❐ Nuqualgies ❐
Crampes ❐ Paresthésies ❐ Clonies palpébrales ❐
Signes de Chvosteck ❐

EXAMENS COMPLÉMENTAIRES

Electromyogramme : T.A. :
Sang : pH veineux
CO3H mEq
Ca mg
Mg plasmatique mg
mG globulaire mg

CONCLUSION

Spasmophilie clinique ❐ absente ❐ douteuse ❐

TRAITEMENTS REÇUS

(préciser nom, posologie, durée, effets)

Sels de Mg ❐ :
Sels de Ca ❐ :
Vitamine D ❐ :
Anxiolytiques ❐ :
Antidépresseurs ❐ :
Autres psychotropes ❐ :
Autres traitements ❐ :

En conclusion à cette première partie, nous pouvons dire :

→ que le diagnostic de la spasmophilie est un diagnostic médical et donc posé par un médecin ;

→ qu'il convient avant tout de faire le départage entre la maladie fonctionnelle et une éventuelle pathologie organique sous-jacente ;
→ enfin, que les trois principaux types d'arguments du diagnostic sont avant tout la clinique, mais encore les examens biologiques, et enfin l'électromyographie qui apporte les signes plus spécifiques.

Connaître et reconnaître la spasmophilie

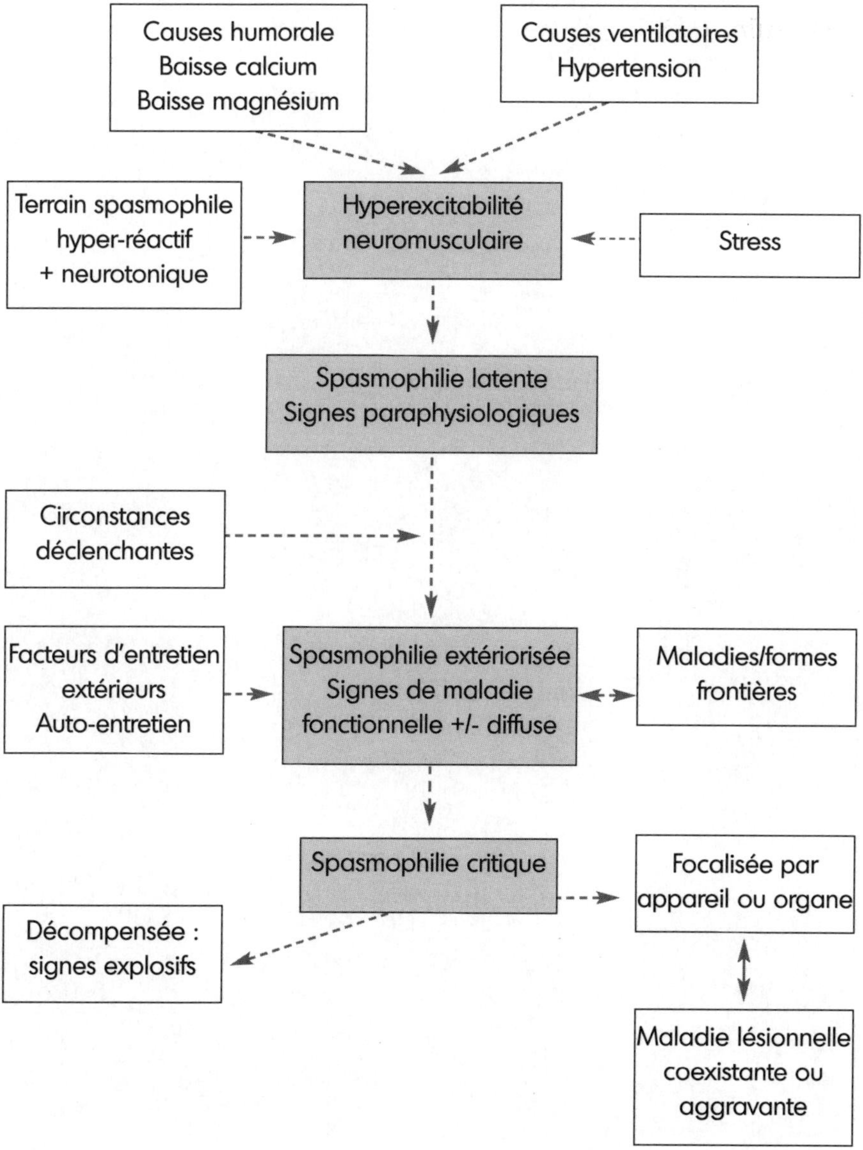

Test

Quel spasmophile êtes-vous ?

Au terme de cette première partie, vous allez pouvoir tenter de personnaliser votre spasmophilie en remplissant un test en trois parties.

Ce test n'a bien entendu rien d'absolu, mais il va vous permettre de répertorier vos signes, leur nombre et leur mode de regroupement, ainsi que d'explorer certaines de vos attitudes ou réactions.

Il a surtout pour but de donner des renseignements sur votre terrain prédisposant, le stade de votre spasmophilie ou la tendance que vous avez à focaliser. Tout ceci ne sera pas sans conséquence sur la logique et le niveau de la prise en charge de la maladie.

Quel est votre profil spasmophile ?

Le but de cette première partie du test est de définir, dans votre profil, les rapports et les prépondérances respectives des composantes hyper-réactives et dystoniques.
De ces 12 propositions classées en 6 thèmes, dans lesquelles vous reconnaissez-vous :

Au point de vue caractériel, vous êtes plutôt :
◆ agité, hyper-émotif, d'humeur instable ;
❍ nerveux rentré, anxieux, angoissé le soir.

Votre sensibilité a plutôt rapport :
❍ à la pression psychologique continue avec comme réaction : rétraction et intériorisation ;
◆ aux changements de situation avec comme réaction : sursauts, extériorisation.

Au point de vue rythme énergétique, vous êtes plutôt :
◆ fatigué le matin/à l'inaction, défatigué à l'effort/en forme le soir ;
❍ fatigable à l'effort prolongé/avec tendance à être un couche-tôt.

Vos tendances maladives :
❍ troubles neurologiques (vertiges, troubles de la mémoire)/insuffisance circulatoire (extrémités froides, doigts morts) ;
◆ allergies diverses/douleurs articulaires fugaces.

Au point de vue médicaments, vous avez tendance à :
◆ diminuer la dose ou arrêter car réaction excessive ou effet contraire du médicament ;
❍ prendre la dose maximale pour avoir un effet valable.

Les signes de votre spasmophilie sont plutôt :
❍ traînants, tenaces et de causes/circonstances mal précisées (exemple : angoisse diffuse) ;
◆ brutaux, fugaces et de causes/circonstances précises (exemple : crampes nocturnes).

Les propositions marquées avec ◆ relèvent du profil hyperréactif. Les propositions marquées avec ❍ relèvent du profil dystonique.

Comptez le nombre de ◆ et de ○ obtenus et comparez-les :

➔ Si vous êtes à 6/6 : vous êtes à égalité parfaite dans les composantes de votre profil spasmophile.

➔ Si vous êtes à 7/5 ou à 8/4 : vous avez un panachage avec prédominance de l'une ou l'autre des composantes.

➔ Si vous êtes à 9/3 ou encore plus déséquilibré : vous avez une quasi exclusivité de l'une ou l'autre des deux composantes. Ceci aura des répercussions sur le type préférentiel du traitement de fond de votre spasmophilie.

Quel est le niveau de votre spasmophilie ?

Cette deuxième partie du test comporte 30 propositions (3 propositions pour chacun des 10 sites) d'une ou plusieurs composantes — Les signes de la spasmophilie décompensée ont été écartés comme très évidents et plus rares.

S'il y a plusieurs composantes dans une proposition : vous devrez parfois choisir l'une ou l'autre. Exemple : ligne 16, frigidité ou impuissance en tant qu'homme ou femme.

Une proposition peut aussi associer plusieurs composantes de nature différente. Exemple : ligne 29, démangeaisons subites et/ou peau qui marque ; ou en 10, boule dans la gorge et/ou enrouement subit. Si vous cumulez les deux : cotez la plus fréquente + 1 point.

Enfin, parfois plusieurs composantes peuvent être de même nature. Exemple : proposition 4, spasme colique/douleur abdominale : donnez une réponse globale sur l'ensemble des composantes.

Jamais = 0 Parfois = 1 Souvent = 2 Toujours = 3.

	Jamais	Parfois	Souvent	Toujours
1. Fatigue matinale				
2. Anxiété chronique				
3. Respiration haletante/parole hachée				
4. Spasme colique/douleur abdominale				
5. Règles douloureuses et/ou douleur à l'ovulation				
6. Douleur à l'acte sexuel ou éjaculation précoce				
7. Point au cœur et/ou palpitations				
8. Courbatures et/ou crampes nocturnes				
9. Cheveux secs/cassants				
10. Boule dans la gorge et/ou enrouement subit				
11. Difficultés à trouver le sommeil				
12. Tendance dépressive				
13. Soupirs/bâillements fréquents				
14. Jaunisse par contrariété				
15. Démangeaisons/névralgies du bas-ventre				
16. Frigidité ou impuissance				
17. Extrémités froides/doigts morts				
18. Douleurs musculaires du dos				
19. Ongles mous/taches blanches				
20. Tressautements des paupières				
21. Alternance chaleur/frilosité				
22. Sensation de vertige/peur du vide				
23. Gêne/oppression thoracique				
24. Spasmes/brûlures gastriques				
25. Grossesse compliquée/douloureuse				
26. Frénésie sexuelle ou refus de l'acte sexuel				
27. Migraine circulatoire				
28. Céphalée de stress				
29. Démangeaisons subites et/ou peau qui marque				
30. Fourmillement bouche/mains				

Calculez votre score global en additionnant les points obtenus pour toutes les propositions.

→ De 0 à 20 points : Ces signes sont l'expression de votre diathèse et de vos réactions au stress causal. Votre spasmophilie n'est que potentielle et liée aux aléas de la vie moderne, surtout si vous avez des antécédents familiaux. Cet état nécessite essentiellement des mesures prophylactiques hygiéno-diététiques.
→ De 20 à 40 points : Votre spasmophilie commence à se manifester et montre le bout de son nez. Elle est déclarée, mais latente car elle se fait très discrète. Elle nécessitera une prise en charge avec des traitements les plus naturels possibles.
→ Plus de 40 points : Votre spasmophilie est largement confirmée, extériorisée voire envahissante; elle touche tous les secteurs de votre vie et nécessitera des mesures thérapeutiques à un plus haut niveau, associant traitements naturels et médecine classique.

Toutes les mesures et traitements vont être bien entendu développés dans la deuxième partie de l'ouvrage.

Avez-vous une tendance à la focalisation ?

Cette dernière partie du test va vous permettre de quantifier une focalisation, affirmée ou en voie de constitution, et d'en tirer des conséquences pratiques.

Les 30 propositions de départ sont à présent regroupées par site, et vont vous permettre de chiffrer l'importance respective des 10 sites.

Calculez vos scores de site en additionnant les scores des différentes propositions :

Site respiratoire

Propositions	Scores
3	
13	
23	
Total	

Site global

Propositions	Scores
1	
11	
21	
Total	

Site cardio-circulatoire

Propositions	Scores
7	
17	
27	
Total	

Site face et cou

Propositions	Scores
10	
20	
30	
Total	

Site neuro-cérébral

Propositions	Scores
2	
12	
22	
Total	

Site gynécologique

Propositions	Scores
5	
15	
25	
Total	

Site sexuel

Propositions	Scores
6	
16	
26	
Total	

Site peau et annexes

Propositions	Scores
9	
19	
29	
Total	

Site abdominal	
Propositions	Scores
4	
14	
24	
Total	

Site musculo-articulaire	
Propositions	Scores
8	
18	
28	
Total	

Le score maximum d'un site est de 9. Plus on se rapproche de ce chiffre, plus la tendance à la focalisation sur ce site est grande.

Globalement, 3 situations peuvent se présenter :

1. Vos signes sont également répartis entre les sites avec des scores moyens voire faibles, inférieurs à 3 par site : vous n'avez pas de tendance à la focalisation.
2. Vos signes sont plus volontiers répartis dans certains secteurs avec des scores de site plus importants, entre 3 et 6 : vous avez une tendance à la focalisation, vous devez surveiller particulièrement ces secteurs pour voir si l'un d'eux vient à prédominer, témoignant peut-être de la survenue de micro-lésions.
3. Un petit nombre de secteurs prédomine nettement par rapport aux autres, et ceci depuis le début de l'affection, avec un score maximum entre 6 et 9 : il convient de rechercher une maladie fonctionnelle voire lésionnelle préexistante.

En conclusion : ce test vous a permis dans une certaine mesure de mieux connaître votre spasmophilie et de tirer de ces éléments des conséquences pratiques qui seront concrétisées dans la deuxième partie de cet ouvrage.

Deuxième partie

Maîtriser et prévenir la spasmophilie

Nous avons appris à connaître et reconnaître la spasmophilie ; nous savons ce à quoi elle correspond, quels en sont les signes, comment ils se regroupent, comment ils évoluent.
Il nous faut à présent passer au volet de la prise en charge, en rappelant que la spasmophilie est la maladie d'une vie et que cette prise en charge est de l'ordre de la maîtrise, plus que de la guérison définitive ; bref, il s'agit d'être « le mieux possible en en prenant le moins possible ». La conséquence directe étant qu'il va nous falloir apprendre à gérer conjointement, et la maladie, et le traitement.
Nous commencerons par envisager les différents traitements possibles, faisant appel aussi bien à la médecine classique qu'aux médecines alternatives : oligo-éléments, plantes, homéopathie et aux traitements non médicamenteux. Nous insisterons ensuite sur les règles d'hygiène de vie et une diététique propre au spasmophile et destinée à prévenir l'extériorisation de la maladie. Enfin, nous envisagerons les tactiques thérapeutiques en fonction des différents stades d'évolution de la spasmophilie, pour parler enfin des résultats que l'on peut raisonnablement en espérer. Bref, il s'agit d'une prise en charge non seulement physique, mais aussi psychologique, à la fois globale et personnalisée.

CHAPITRE IV : De quels moyens disposons-nous ?

Autrement dit, quels sont les éléments de la prise en charge de la maladie ? On peut les envisager successivement sur le plan du traitement du terrain, de la prise en charge des facteurs et des symptômes, et enfin de l'hygiène de vie du spasmophile.

I TRAITEMENT DU TERRAIN SPASMOPHILE ET DE L'H.N.M.

Le traitement du terrain spasmophile peut faire appel à de multiples thérapeutiques, aussi bien en traitements de médecine classique allopathique que dans les médecines alternatives de type oligo-éléments, phytothérapie ou homéopathie. Nous commencerons par décrire ces dernières.

A ▸ Les médecines alternatives

Ces traitements de médecines alternatives trouvent tout leur intérêt dans le traitement des formes mineures de la maladie, ou bien combinés avec les traitements allopathiques dans les formes plus importantes. De plus, ils conviennent fort bien aux traitements en relais une fois maîtrisée l'extériorisation de la maladie. Ils trouvent aussi tout leur intérêt du fait des réactions exagérées voire paradoxales du spasmophile face aux médicaments d'une manière générale, mais plus spécialement aux médicaments allopathiques.

● Oligo-éléments et spasmophilie

Les oligo-éléments ou éléments traces sont des substances minérales contenues dans l'organisme en quantité infime. Leur absorption permet de corriger la tendance de l'organisme vers telle ou telle catégorie de maladie. Concernant la spasmophilie, ils sont tout à fait adaptés car leur terrain électif est celui de la maladie fonctionnelle, ce qui est le cas pour la spasmophilie. On en distinguera deux sortes : les oligo-éléments incontournables et les oligo-éléments complémentaires.

Traitements alternatifs de la spasmophilie

Terrain

Oligo-éléments

- Hyper-réactivité : Manganèse + Phosphore
- Dystonique : Manganèse-Cobalt

Homéopathie

- Diathèse tuberculinique : tuberculinum - calcareum phosphoricum
- Diathèse psorique : psorinum - calcarea carbonica

Phytothérapie

- Cocktail de teinture-mère de plantes (P. Bélaïche)

Facteurs

Oligo-éléments

- Magnésium - Phosphore
- Psychotropes : cuivre-or-argent; lithium
- D'adaptation : zinc-cuivre; zinc-nickel-cobalt

Homéopathie

- Psychotrope : argentum nitricum; ignatia; nux vomica
- Drainage : sulfur; berberis

Phytothérapie destressante

- Exemple : aubépine + passiflore + valériane (Phytocalm®)

Symptômes

Oligo-éléments circonstanciels

- Iode, cobalt, soufre, zinc, sélénium, etc.

Homéopathie symptomatique (suivant site)

- Cajeputum - Caulophyllum - Moschus - Cicuta virosa - Cocculus indicus - etc.
- **Plantes d'action spécifique**

Rubus ideus - Taraxacum - Escholtzia - Alnus castus - Millepertuis - etc.

Les oligo-éléments incontournables

Certains oligo-éléments font, de manière quasi constante, partie de « l'ordonnance au spasmophile ».

Il s'agit tout d'abord des médicaments de diathèse et, au premier chef, du manganèse qui est l'oligo-élément thérapeutique de la diathèse hyper-réactive. Il s'agit d'un élément très puissant, qui doit être donné prudemment car il peut entraîner des réactions de réactivation de la maladie. Il sera donc donné à la dose moyenne de 2 prises par semaine, lundi-mercredi par exemple ; dans les cas plus légers, 1 prise seulement ; dans les cas plus importants mais avec prudence, 3 prises par semaine, lundi-mercredi-vendredi par exemple.

Le manganèse-cobalt est l'association oligo-élémentaire de la diathèse dystonique. Il est moins réactif que la manganèse et peut être, lui, donné à la dose de 4 à 5 prises par semaine. Mis à part ces deux oligo-éléments de diathèse, deux autres oligo-éléments sont très fréquemment retrouvés dans les prescriptions :

- ➔ le phosphore qui est l'oligo-élément des crises aiguës en général. Il sera très souvent employé en complément du manganèse, de manière justement à éviter les réactions de réactivation. Par exemple : manganèse lundi et jeudi, phosphore les cinq autres jours de la semaine ;
- ➔ le magnésium, en dehors même de toute carence évidente, pourra être employé, car c'est un oligo-élément neuro-régulateur. Il pourra être donné à la dose de 1 à 2 prises par jour.

Deux autres oligo-éléments seront employés, moins souvent il est vrai :

- ➔ le cuivre-or-argent en cas de tendance dépressive, à la dose de 1 cuillère-mesure par jour ;
- ➔ le lithium en cas d'anxiété qui complète l'action du manganèse-cobalt.

Ces deux oligo-éléments seront souvent employés conjointement, pour régulariser le profil psychologique ou bien en prévention d'une extériorisation possible de la maladie, ou bien en relais après cette extériorisation.

➔ En cas de syndrome de désadaptation, seront employés respectivement le zinc-cuivre pour les asthénies sexuelles, troubles des règles ou liés aux épisodes génitaux de la femme ; le zinc-nickel-cobalt en cas de fatigue en coup de pompe dans la journée ou d'épisode d'hypoglycémie ou de fringale.

Les oligo-éléments complémentaires

Ils seront suivant les circonstances :

➔ l'iode : en cas de dysfonctionnement en hyperthyroïdie ;
➔ le cobalt : hyperadrénergie* ; syndrome vasculaire ; aérogastrie ou aérocolie ;
➔ le soufre : allergies ; lourdeurs digestives ; dyskinésie* biliaire ;
➔ le potassium : en cas d'hypokaliémie* ou d'œdème circulatoire ; douleurs névralgiques.
➔ le cuivre : brûlures d'estomac ;
➔ le nickel-cobalt : insuffisance pancréatique/digestion difficile ;
➔ le zinc-sélénium : peau, cheveux, ongles.

Ils se présentent le plus souvent sous forme de gluconate ou de pidolate, présentés soit sous forme d'ampoule à laisser absorber sous la langue ou à boire dans un demi-verre d'eau, ou bien sous forme de granulés comme les médicaments homéopathiques.

Homépathie et spasmophilie

L'homéopathie traite « le mal par le mal » en utilisant des substances d'origine végétale, animale ou minérale, qui donnent les mêmes signes que la maladie que l'on veut traiter. Ces sub-

stances sont extrêmement diluées, créant ainsi des micro-maladies qui servent en quelque sorte d'étapes intermédiaires entre la maladie et la guérison. Ces produits sont utilisés, comme les oligo-éléments, en médicaments de diathèse, ou bien en fonction des différents symptômes, de leurs causes, de leur aggravation, ce qui est tout à fait adapté à la spasmophilie qui est l'exemple même de la maladie pluri-symptomatique (maladie aux mille visages).
Ils se présentent sous forme de granulés ou mini-comprimés de lactose, à laisser fondre sous la langue à la dose de 3 à 5 par jour en général, ou bien de doses globules : mini-granulés dont on doit mettre sous la langue une dose en une seule fois. On les retrouve parfois sous forme de gouttes en solution ou dilution au 10e.

Nous parlerons successivement des traitements homéopathiques de diathèse, de ceux qui sont utiles pour drainer l'organisme ou harmoniser le profil caractériel, et enfin des remèdes symptomatiques de crise dans les principales localisations de la spasmophilie.

Le traitement des diathèses de la spasmophilie
Nous avons sélectionné, pour chaque diathèse, six de leurs « grands remèdes » à prendre en doses-globules, 11-13 CH, 1 fois par semaine puis à espacer tous les 15 jours puis tous les mois.

Diathèse tuberculinique
➔ Tuberculinum : sujet maigre, prenant froid facilement, rechutant les maladies malgré les traitements.
➔ Calcarea phosphorica : sujet agité mais fatigable, grand et maigre, enfant en croissance.
➔ Natrum muriaticum : sujet introverti, maigre, intolérant au soleil, souvent assoiffé.
➔ Phosphorus : sujet grand et maigre à tendance hémorragique.

→ Arsenicum album : sujet maniaque, frileux, aggravation nocturne des troubles.
→ Silicea : sujet nerveux, fatigué, présentant caries dentaires et taches blanches sur les ongles.

Diathèse psorique
→ Psorinum : sujet frileux, réfractaire aux remèdes bien choisis.
→ Calcarea carbonica : sujet gros et lent, sensible au froid humide, transpirant lors du sommeil.
→ Nux vomica : sujet actif, sédentaire et auto-intoxiqué, insomniaque, hypersensible avec troubles digestifs.
→ Antimonium crudum : sujet au caractère difficile avec hypertrophie de la corne plantaire et verrues.
→ Lycopodium : sujet coléreux, autoritaire avec fragilité hépato-digestive.
→ Sépia : sujet déprimé présentant congestion veineuse et ptoses* des organes.

Pour augmenter les éliminations et drainer l'organisme
→ Sulfur, berberis, en dose globule, 11 CH, 2 fois par semaine.
En mélange :
→ Sulfur 7 CH, 1 dose-ampoule.
→ Saponaria 1D, 10 gouttes.
→ Fumaria 1D, 10 gouttes.
→ Alcool à 90°, 10 g.
→ Eau distillée, qsp 250 ml, 1 cuil. à café tous les matins.

Traitement homéopathique du profil caractériel
→ Anxiété : argentum nitricum, gelsemium.
→ Dépression : ignatia, sépia.
→ Caractère anxio-dépressif : arsenicum album.
→ Irritabilité : nux vomica.
→ Insomnie : coffea.
En 7 CH, 1 fois par jour.

Principaux remèdes symptomatiques de crise
En choisissant ceux qui vous semblent les plus adaptés à votre cas, en 5 CH, 3 fois par jour.

Spasmophilie digestive

- → Cajuputum : spasmes de l'oesophage avec coliques et hoquet.
- → Hydrophobinum : boule dans la gorge avec nausées et vomissements.
- → Lactuca virosa : spasmes coliques et flatulence.
- → Asa foetida : aérocolie et aérogastrie.
- → Mancinella : boule dans la gorge avec diarrhées brûlantes.
- → Allium sativum : digestion difficile avec « pierre » sur l'estomac.

Spasmophilie gynécologique

- → Caulophyllum : spasmes utérins pendant la grossesse.
- → Magnesia muriatica : spasmes douloureux avec règles abondantes.
- → Magnesia phosphorica : coliques et douleurs de l'ovaire à droite.
- → Moschus : excitation sexuelle et malaises.
- → Viburnum opulus : spasmes pelviens avec règles insuffisantes.
- → Hydrophobinum : congestion utérine; douleurs au coït.

Spasmophilie cardique et respiratoire

- → Moschus : malaises avec palpitations, hoquet et oppression.
- → Cuprum metallicum : douleurs et crampes thoraciques; sensation de froid.
- → Hydrocyanicum acidum : palpitations, douleurs précordiales et spasmes oesophagiens.
- → Lobelia inflata : malaise vagal avec constriction thoracique et gêne respiratoire.
- → Sumbul : oppression thoracique; boule au niveau de la gorge avec palpitations.

→ Coffea : palpitations avec insomnies par excitation cérébrale.
→ Lachesis mutus : palpitations avec oppression et bouffées de chaleur chez une femme en cours de ménopause.
→ Iodum : palpitations avec sensation d'étouffement, surtout à la chaleur.
→ Spongia tosta : palpitations, bouffées de chaleur et angoisse lors d'un réveil nocturne.

Spasmophilie vertébrale et musculaire

→ Cicuta virosa : contractions musculaires généralisées, surtout au niveau du cou.
→ Mygale : reptation rapide de la tête et des mains avec palpitations.
→ Physostigma : secousses et soubresauts des mains et des pieds ; petits spasmes de la paupière.
→ Scolopendra : douleurs lombaires irradiant vers les cuisses.
→ Agaricus muscarius : tête en mouvement avec tics faciaux et douleurs lombaires.
→ Angustura : douleurs et raideurs articulaires avec craquements.
→ Solanum nigrum : contracture généralisée avec parfois « main d'accoucheur ».
→ Lachnanthes : contractures du cou et de la nuque ; torticolis.
→ Actaea racemosa : contractures et douleurs cervico-dorsales.

Spasmophilie à symptomatologie neuropsychogène

→ Cocculus indicus : hypersensibilité avec vertiges et troubles de l'équilibre.
→ China : hypersensibilité au toucher avec mal de tête battant et bourdonnements d'oreille.
→ Ferrum metallicum : vertiges, mal de tête congestif et bouffées de chaleur.
→ Cactus grandiflorus : constriction du cœur, douleurs à gauche, malaise avec sueurs froides.
→ Spigelia : mal de tête postérieur qui irradie vers le front.
→ Tabacum : vertiges, pâleur, nausées, mal des transports.

- ➔ Theridion : sensibilité au bruit avec vertiges et bourdonnements d'oreille, céphalée pulsatile.
- ➔ Latrodectus mactans : paralysie des bras.
- ➔ Valeriana : tressaillements, hypersensibilité, grande agitation.

● Spasmophilie et phytothérapie

Des trois médecines alternatives que nous citerons, la phytothérapie ou traitement par les plantes est certainement la plus ancienne. D'ailleurs, bon nombre de médicaments allopathiques classiques, synthétisés à l'heure actuelle, ont été créés au départ à partir de plantes. L'usage de la phytothérapie pourra être centré soit sur le traitement de fond du terrain spasmophile, soit pour le traitement des différents symptômes de la spasmophilie.

Sous quelle forme peut-on les utiliser ?
Sous forme d'extraits secs qui sont pratiques chez les personnes actives, mais aussi sous forme liquide, sous forme de teinture-mère (TM), d'huiles essentielles (HE), de suspensions intégrales de plantes fraîches (SIPF), pour arriver à la tisane qui est utilisable à domicile. Autre avantage de la phytothérapie, il n'y a pas d'habituation et la plante garde toujours son efficacité, car ses propriétés sont liées à de multiples composantes à l'intérieur de chaque plante ; à plus forte raison si l'on utilise un mélange de plusieurs plantes.

▌Phytothérapie du terrain spasmophile

Parmi les multiples propriétés favorables des plantes : certaines diminuent l'excitabilité des nerfs : vertiges, palpitations cardiaques, etc., ou bien ont des propriétés décontracturantes ou antispasmodiques : crampes musculaires, spasmes du côlon, etc. D'autres ont une action plutôt calmante, diminuant l'anxiété ou l'angoisse ou bien favorisant la survenue du sommeil.

Bien sûr, d'après ce que nous avons dit du profil du spasmophile, ces deux types de plantes seront employés conjointement dans le traitement du terrain. Nous ne pouvons mieux en parler qu'en prenant comme base d'étude une préparation créée et préconisée par le Docteur Paul Bélaiche, phytothérapeute de grand renom, dans les cas de neurotonie et spasmophilie.

Il s'agit de dix plantes sédatives et antispasmodiques, présentées sous forme de teinture mère et mélangées à parts égales ; dans l'ordre alphabétique :
➔ TM Agnus castus.
➔ TM Ballota foetida.
➔ TM Craetegus.
➔ TM Humulus.
➔ TM Lotus.
➔ TM Melilotus.
➔ TM Passiflora.
➔ TM Salix alba.
➔ TM Tillia.
➔ TM Valeriana.
30 à 40 gouttes matin, midi et soir. Passer à 50 à 60 gouttes en cas de menace de crise.

Vous remarquerez que les noms sont en latin, tout simplement pour que, lors des rencontres internationales de phytothérapie, tout le monde parle de la même plante dont les noms varient parfois en fonction des pays.
Pour chaque plante, nous préciserons le nom français, les propriétés en rapport avec la spasmophilie, les cas où elles sont plus précisément indiquées.

Agnus castus
Nom français : gattilier.
Propriétés : antispasmodique, sédative, équilibrante du système sympathique.

Indications : palpitations, vertiges, douleurs du plexus solaire.
Préparation spécifique : mixture antispasmodique

extrait fluide de gattilier, 20 g
extrait fluide de chatons de saule blanc
extrait fluide de lotier corniculé, 15 g

1 ou 2 cuillerées à café le soir au coucher dans une infusion.

Ballota foetida :
Nom français : ballote.
Propriétés : antispasmodique, rééquilibrant nerveux.
Indications : anxiété, caractère instable, spasmes digestifs, bourdonnements d'oreilles.
Préparation spécifique : mixture contre l'insomnie nerveuse

alcoolature de ballote, 50 g
essence de carvi, X gouttes

Commencer par 30 gouttes le soir au coucher. Augmenter chaque jour de 5 gouttes jusqu'à 80 gouttes. Poursuivre à cette dose pendant une semaine. Redescendre en suivant la progression inverse.
Ou encore :

hydrolat de marjolaine
alcoolature de ballote fétide, 50 g

1 cuillerée à café le soir au coucher, suivie d'une tasse d'infusion de feuilles d'oranger (20 g pour un litre d'eau) dans laquelle on mettra 1 cuillerée à café d'eau de fleurs d'oranger.

Craetegus
Nom français : aubépine.
Propriétés : tonicardiaque, antispasmodique, hypnotique léger.
Indications : palpitations, bouffées congestives, douleurs cardiaques, angoisse.
Préparation spécifique : mixture antispasmodique

teinture d'aubépine, 20 g
teinture de passiflore
alcoolature de ballote, 10 g

40 à 60 gouttes, 3 fois par jour.

Humulus lupulus
Nom français : houblon.
Propriétés : sédatif génital, hypnotique, stomachique*.
Indications : dyspepsies atoniques, pertes blanches, excitabilité sexuelle.
Préparation spécifique : comme sédatif.

Lotus corniculatus
Nom français : lotier corniculé.
Propriétés : comme la passiflore, sédatif nerveux.
Indications : insomnies, angoisses, tachycardie.
Préparation spécifique : potion calmante
extrait fluide de lotier corniculé, 10 g
sirop de fleurs d'oranger, qsp, 100 g
1 à 2 cuillerées à dessert au coucher.
Préparation pharmaceutique : anti-nerveux Lesourd
Lotus + Melilotus.

Melilotus officinalis
Nom français : mélilot.
Propriétés : antispasmodique, somnifère.
Indications : insomnies, nervosisme, toux spasmodique.

Passiflora incarnata
Nom français : passiflore.
Propriétés : sédatif, antispasmodique.
Indications : insomnies, états nerveux, troubles de la ménopause.
Préparation spécifique : potion sédative
alcoolature de passiflore, 10 g
alcoolature d'anémone, 3 g
sirop de lactucarium simple, qsp, 100 ml
1 cuillerée à dessert au coucher.

Salix alba
Nom français : saule blanc.

Propriétés : antispasmodique, calmant nerveux, sédatif génital.
Indications : angoisse, anxiété, excitation génitale, douleurs des règles.
Préparation spécifique : extrait fluide de chatons
1 cuillerée à café dans une infusion, 1 à 3 fois par jour (antispasmodique, sédatif génital).

Tillia europoea
Nom français : tilleul.
Propriétés : sédatif, hypnotique, antispasmodique.
Indications : spasmes, digestion difficile, migraine.
Préparation spécifique : potion dite des « trois hydrolats »
hydrolat de fleurs d'oranger, 50 g
hydrolat de tilleul
hydrolat de laitue, 25 g
2 à 4 cuillerées à café au coucher (insomnies, palpitations, migraine).
Préparation pharmaceutique : macérat glycériné de bourgeons de tilleul (sédatif, anxiolytique), 20 à 30 gouttes dans 1/2 verre d'eau 3 fois par jour. Peut être pris par les enfants.

Valeriana officinalis
Nom français : valériane.
Propriétés : antispasmodique, rééquilibrant nerveux.
Indications : insomnie, hyperexcitabilité, asthme nerveux, étouffement.
Préparation spécifique : hydrolat sédatif composé
hydrolat de valériane, 25 g
hydrolat de marjolaine, 50 g
hydrolat de laitue, 25 g
1 à 3 cuillerées à soupe au coucher.

Ces mêmes plantes peuvent être retrouvées sous d'autres formes :

→ Gemmothérapie : Tillia (bourgeons de tilleul) — 1D —, 40 gouttes matin et midi, 50 gouttes le soir.
→ Suspension intégrale de plante fraîche : passiflore, valériane, aubépine — à parts égales — 1 cuillerée à café 2 à 3 fois par jour.
→ Sous forme d'extraits secs : passiflore + valériane + aubépine (Phytocalm) ; passiflore + valériane (Sympavagol).
→ Une préparation médicale toute faite en vente en pharmacie associant aubépine, valériane, passiflore, ballota foetida avec deux plantes toniques : kola et paullinia — 6 à 8 comprimés par jour (Euphytose).

Certaines tisanes peuvent rendre service :
→ Quantités égales : aubépine, houblon, mélilot, mélisse, oranger (fleurs), tilleul, valériane, violette. 1 cuillerée à café pour une tasse d'eau bouillante; laisser infuser 10 mn; 2 ou 3 tasses par jour, dont 1 au coucher.
→ Quantités égales : aubépine, benoîte, genêt, passiflore, romarin. 1 cuillerée à café pour une tasse d'eau bouillante; laisser infuser 10 mn; même posologie que pour la précédente.
→ Feuilles d'armoise, 15 g; écorce de berberis, 10 g; racine d'asperge, 10 g; racine de petit houx, 15 g; racine d'ache, 15 g; bourse à pasteur, 25 g; écorce de frêne, 10 g. Faire une décoction avec une poignée de ce mélange, filtrer et prendre 4 fois par jour par demi-tasse.
→ Racine de valériane, 10 g; feuilles de mélisse, 10 g; ambroisie, 10 g; bourrache, 25 g; anis vert, 10 g; racine d'angélique, 10 g; feuilles d'oranger, 15 g; serpolet, 10 g. Faire infuser une poignée de ce mélange dans 1 litre d'eau bouillante, filtrer et prendre par demi-tasse plusieurs fois par jour.

Vous pourrez aussi prendre 2 à 3 fois par semaine un bain aromatique préparé à partir d'essences de plantes, qui, en passant à travers la peau, vont vous calmer, rééquilibrer le système sympathique et stimuler votre énergie. Nous donnons un exemple de ces bains aromatiques.

Faire deux bains par semaine avec la préparation suivante :

HE Lavande	1 g
HE Térébenthine	1,5 g
HE Basilic	1 g
HE Aiguille de pin	3 g
HE Sauge	2,5 g
HE Romarin	1,5 g
TM Equisetum arvense	30 g
TM Hedera Helix	30 g
Ricinoléate de soude	qsp, 250 ml

Une ou deux cuillerées à soupe par bain.

Enfin, tiré du livre du Dr Jean Valnet, autre phytothérapeute de renom, *Se soigner par les légumes, les fruits et les céréales* (livre de poche), à la rubrique « irritabilité, nervosisme, spasme », on note : abricot, amande douce, aubergine, avocat, avoine, betterave, céleri, chou, coing, laitue, levure, pêche, persil, pomme, soja, pollen.
À noter que les céréales, riches en glucides lents, contiendraient des tranquillisants naturels, qui compléteraient la liste précédente.

On peut aussi citer comme plantes sympatholytiques, diminuant la production d'adrénaline : la lavande, et une autre plante, Rauwolfian serpentina dont nous retrouvons l'alcaloïde, la raubasine, au niveau des traitements allopathiques avec lesquels elle assure la transition.

Traitement symptomatiques en phytothérapie

Des plantes que nous avons déjà citées, nous avons vu que certaines avaient des propriétés plus spécifiques :

- l'aubépine, au niveau des palpitations cardiaques,
- la passiflore est un antispasmodique viscéral et un antidépresseur,
- la valériane est un hypnotique,
- le houblon, riche en hormones végétales, est un sédatif spécifique à la femme enceinte

On peut aussi citer en fonction des différents tableaux de la spasmophilie :
- en cas de troubles des règles : rubus idaeus (jeunes pousses)
- en cas de troubles coliques : taraxacum,
- en cas d'insomnies : escholtzia,
- en cas de brûlures digestives : ficus carica,

En cas de tendance dépressive :
- millepertuis.

Et bien d'autres qui nous renvoient aux traités classiques de phytothérapie.

D'autres techniques de médecine alternative peuvent être employées :
- l'acupuncture en tant que rééquilibrant énergétique et neurosympathique ;
- de même, la mésothérapie injectant, en petites quantités, du magnésium et des neuro-sédatifs sous la peau en regard de certaines des manifestations focalisées de la maladie (maux de tête, spasmes coliques ou utérins, etc.) ;
- l'auriculothérapie : réflexothérapie apparentée à l'acupuncture, elle utilisera des points à retentissement général et/ou à effets locaux.

Enfin, la sympathicothérapie endonasale en tant que rééquilibrant du système neurovégétatif, peut être employée avec un certain succès.

B ▸ Traitements allopathiques

Certains médicaments sont utilisés, sur prescription et sous contrôle médical et dans les cas les plus rebelles, pour diminuer l'hyper-réactivité psychologique et organique du spasmophilie, et pour régulariser, s'il le faut, son profil psychologique.

Le Rivotril® (clonazépam) est au départ un médicament anti-épileptique, qui donc diminue l'excitabilité du nerf. Utilisé à faibles doses réparties dans la journée (3-4 gouttes 3 à 4 fois par jour), il va diminuer l'H.N.M., puisqu'au fond une crise d'épilepsie est une manifestation majeure d'hyper-réactivité neuro-musculaire motrice. Il est aussi utilisé aux mêmes doses dans les névralgies, névralgies faciales tout particulièrement, qui sont les manifestations d'hypersensibilité sensitive du nerf.

L'Atarax® (hydroxyzine) est un médicament qui calme les zones du cerveau dites sous-corticales, responsables du mécanisme des maladies psychosomatiques. De plus, il a une action calmante et anti-stress. En comprimé à 15 mg ou en sirop, il doit lui aussi être utilisé en petites doses réparties dans la journée. Il est aussi utilisé dans la migraine, l'asthme, l'eczéma, etc.

Le Valium® sous la forme de comprimés à 2, 5 ou 10 mg ou bien en solution buvable ou injectable, est un grand classique qui a aussi sa place et son utilité.

Les inhibiteurs calciques (Sibélium® ou Isoptine®) diminuent la concentration en calcium de la cellule et diminuent l'H.N.M. en abaissant le rapport de Loeb. Ils sont aussi utilisés dans les migraines et dans certains vertiges.

Les sympathicolytiques diminuent l'activité du système sympathique et donc la production d'adrénaline. Ils sont de deux sortes : les bêtabloquants (Avlocardyl®, Seloken 200®) utili-

Traitements allopathiques de la spasmophilie

Terrain

Pour diminuer les réactions de l'organisme
- Rivotril®
- Atarax®
- Inhibiteurs calciques : Isoptine® - Sibélium®
- Sympatholytiques : Avlocardyl® - Iskédyl®

Pour régulariser le profil psychologique
- Anxiolytiques

Benzodiazépine : Xanax® - Nordaz®
Buspirone : Buspar®
Valium®
- **Antidépresseurs**

Laroxyl® - Anafranil®

Facteurs

- Magnésium ± vitamine B6 ± levures

Mag 2® - Magné B6® - Magnéspasmyl®
- Calcium ± vitamine D ± sédatif

Calcium Forte® - Calcidose® - Calcibronal®
- Phosphore ± calcium ± magnésium

Phosphore Sandoz® - Phosphoneuros®
- Potassium

Kaléorid LP® - Potassium®
- Vitamine D

Dédrogyl® gouttes - Stérogyl 15®

Symptômes

Médicaments adaptés :
- Hypnotiques
- Cardio-régulateurs
- Pansements/anti-acides digestifs
- Anti-fatigue
- Dilatateurs des bronches, etc.

sés aussi dans certaines migraines et l'hypertension, les alpha-bloquants (Iskédil®) contenant de la raubasine précédemment citée et la dyhydroergotamine à faible dose, les deux étant aussi utilisées dans les migraines.

Les psychotropes

Les anxiolytiques, médicaments dirigés contre l'anxiété et l'angoisse. La plupart sont de la série des benzodiazépines (BZP) (Xanax®, Nordaz®, etc.). Inconvénients : accoutumance, risque de perte de la mémoire.
La buspirone (Buspar®) a un effet purement anxiolytique sans avoir les inconvénients des tranquillisants « classiques ».

Les antidépresseurs ne doivent être employés qu'en cas de poussée dépressive surajoutée. Laroxyl® qui peut être pris en gouttes, à doses très ajustables, Anafranil 10®, 3 à 4 par jour.

Tous ces médicaments, ne serait-ce du fait de leurs effets secondaires, devront vous être prescrits par votre médecin, selon leur nécessité et suivant leurs différentes indications. D'une manière générale, ils ont tous au quotidien un effet sédatif plus ou moins important et doivent donc être répartis à « doses filées », c'est-à-dire en plusieurs petites prises fractionnées dans la journée, ou bien en prise le soir avant le coucher.

Au long cours, certains d'entre eux peuvent avoir des effets secondaires défavorables sur le plan neurologique. Il faut rappeler clairement que la spasmophilie est une maladie qui n'a pas de caractère de gravité à proprement parlé, et qu'il ne faudrait pas que les effets des médicaments deviennent plus nocifs que ceux de la maladie. Ces traitements allopathiques doivent donc être prescrits à doses modérées et pendant une durée limitée de temps, en laissant le plus tôt possible place à un relais de traitement de médecines alternatives moins agressif.

2 TRAITEMENT DES FACTEURS DÉCLENCHEURS/ENTRETENANTS

La prise en charge des différents facteurs favorisant la spasmophilie complète le traitement du terrain. Nous envisagerons successivement celle des facteurs humoraux, puis des facteurs respiratoires et enfin la lutte contre le stress.

A ◗ Spasmophilie humorale

Il s'agit de compenser les carences en différents oligo-éléments ou minéraux et, en tout premier lieu, en magnésium. Nous parlerons successivement des sources médicamenteuses en précisant les formes, les doses, la présentation et les associations, puis ensuite les apports naturels, tout particulièrement alimentaires, végétaux ou animaux.

▌Le magnésium

Le magnésium médicamenteux

Formes : lactate, pidolate, gluconate, chlorure. Dose par la bouche : environ 3 g par jour, en 3 prises. Dose plus forte en intraveineux ou en cas de déplétion potassique associée (sulfate).

Présentation : par la bouche : poudre en sachets, gélules ou comprimés, ampoules buvables; injectable : ampoule en intraveineux lent ou perfusion.

Association : soit avec la vitamine B6 (Pyridoxine) pour augmenter l'absorption et l'efficacité du magnésium, soit avec levure (levure de bière) pour diminuer l'effet relâchant sur l'intestin (ne pas oublier que le sulfate de magnésie est un purgatif).

Produits : 3 sont caractéristiques. Top Mag® qui est un pidolate et qui se présente sous forme de poudre en sachets à dissoudre. Le Magné B6® qui est un lactate, se présente sous forme de comprimés, d'ampoules buvables et associé bien sûr à la vitamine B6. Le Spasmag® qui est un sulfate, se présente sous forme de gélules, d'ampoules buvables ou d'ampoules injectables, associé avec des levures.

Le magnésium au naturel

Certains éléments dans l'alimentation sont très riches en magnésium : le cacao est très riche ; les légumes secs et féculents : lentilles, fèves, haricots, etc. ; les céréales complètes, c'est-à-dire brutes, non raffinées ; les fruits secs tout particulièrement l'abricot sec et la banane sèche. Côté animal, les produits de la mer et tout particulièrement les « escargots » de mer : bulots, bigorneaux, vigneaux, mais aussi de terre. Certaines eaux minérales sont riches en magnésium, tout particulièrement Vittel, Hépar. Il semble toutefois que le magnésium d'origine animale soit métabolisé plus facilement par l'organisme que le magnésium végétal.

Teneur des aliments en magnésium (en mg par 100 g)

Moins de 25 mg/100 g	De 25 à 100 mg/100 g	Plus de 100 mg/100 g
Viandes	Coquillages	Haricots secs
Poissons maigres	Crustacés	Pois cassés
Œufs	Poissons gras	Crevettes
Lait	Épinards	Bigorneaux
Beurre	Haricots verts	Palourdes
Légumes	Farine blanche	Escargots
Fruits	Fromages dures	Son
	Fruits secs sucrés	Riz complet
	Bananes	Pain complet
		Farine complète
		Fruits secs
		Amandes
		Cacahuètes
		Noisettes
		Noix
		Cacao
		Chocolat

Il faudra employer le magnésium avec précaution, en cas de fragilité du côlon ou des reins et, dans ces cas-là, utiliser plutôt les oligo-éléments ou le magnésium au naturel, du moins pour les traitements de prévention.

Teneur des aliments en calcium (en mg par 100 g)

Moins de 25 mg/100 g	De 25 à 100 mg/100 g	Plus de 100 mg/100 g
Fruits	Dattes sèches	Figues sèches
Champignons	Légumes en général	Brocolis
Farine blanche	Cacahuètes	Endives
Corn flakes	Noix	Cresson
Pain blanc	Flocons d'avoine	Haricots blancs
Pâtes	Farine complète	Persil
Riz	Pain complet	Poireaux
Miel	Sucre non raffiné	Amandes
Sucre raffiné (0)	Œufs	Noisettes
Viandes		Chocolat
Volailles		Fromages (de 500 à 1 000 mg/100 g)
Charcuterie		Lait
Poissons		Cacao

Le calcium

Le calcium médicamenteux

Formes : chlorure, gluconate, lactate, carbonate. Doses : posologie à 1 g-1,50 g en moyenne en 3 prises par jour.

Présentation : Per os, comprimés à sucer, à avaler ou effervescents; sachets à délayer; ampoules à boire. En injections : ampoules intraveineux lent ou en perfusion.

Associations possibles : avant tout avec la vitamine D qui va augmenter l'absorption et la fixation du calcium. Avec la thy-

rocalcitonine : hormone qui va régulariser le métabolisme du calcium/phosphore. On peut aussi le combiner avec un sédatif léger (bromure) : Calcibronat®.
Produits : Calcium-Sandoz® en comprimés effervescents ; Calciforte® associant gluconate, lactate, chlorure de calcium et levures ; Calcidose® associé à la vitamine D ; Orocal® qui sont des comprimés à sucer, avec une forme associée à la vitamine D.

Le calcium au naturel
Il est présent dans l'alimentation et essentiellement dans les laitages : 1 l de lait apporte 100 mg de calcium. Présent aussi dans les légumes, les fruits frais, certaines eaux minérales (Contrex, Évian, etc.). Là encore, il semble que le calcium animal soit plus facilement métabolisé que le calcium végétal.

La vitamine D

La vitamine D en médicament
En pharmacie, on peut retrouver la vitamine D en gouttes : Dédrogyl® ou en dosage plus fort en ampoule, par exemple 2 ampoules de Stérogyl® 15 répartis dans la période automno-hivernale.

La vitamine D au naturel.
Elle est soluble dans les graisses ; se retrouve dans les corps gras animaux : beurre, crème, saindoux, œufs, lait non écrémé, mais aussi dans les graisses de poissons : flétan, saumon, maquereau, etc.
Des promenades dans la nature par temps ensoleillé favorisent la synthèse de la vitamine D par notre peau.

Le phosphore

Le phosphore médicamenteux
Le plus souvent en comprimés effervescents à prendre par la bouche en complément d'une correction de la fuite calcique. Il favorise aussi l'intégration du potassium.

Posologie : 1,50 g par jour, en 2 à 3 prises par jour par petites cures discontinues. Par exemple : Phosphore Sandoz®, comprimés effervescents à 750 mg, 1 à 2 par jour.

Le phosphore peut aussi être associé avec du calcium et du magnésium : Phosphoneuros® solution.

Le phosphore au naturel
Dans les produits de la mer, le poisson tout particulièrement.

Teneur des aliments en vitamine D (en µg par 100 g) (0025 µg = 1U.I.) de substance comestible ou d'aliment cru

Céréales et dérivés		Laits	
• Germes de blé	0,7	• Lait de femme	0,1
		• Lait de vache cru	0,1
Viandes			
• Foie de veau	0,5	Fromages	
• Foie de porc	0,5	• Emmental	2,5
		• Brie	0,5
Volailles			
• Foie de poulet	1,3	Œufs	
• Poule	1,1	• Œuf de poule entier (48 g)	50
Poissons de mer		Champignons	
• Sardine entière en conserve sans huile	60	• Champignon de couche frais	3,8
• Sardine fraîche	36	Corps gras	
• Hareng frais	23	• Huile de foie de morue	213
		• Beurre frais non salé	1
Poissons d'eau douce			
• Anguille fumée	160	Divers	
• Saumon frais	160	• Cacao sec en poudre	2,5

Teneur des aliments en phosphore (en mg par 100 g)

Moins de 25 mg/100 g	De 25 à 100 mg/100 g	Plus de 100 mg/100 g
Fruits frais	Bananes	Haricots blancs
Sucre raffiné (0)	Dattes séchées	Lentilles
Miel	Figues fraîches et séchées	Petits pois
Beurre	Légumes verts	Soja
Huile (0)	• artichauts	Champignons
	• asperges	Amandes
	• carottes	Cacahuètes
	• choux	Noisettes
	• céleri	Noix
	Persil	Farine complète
	Pommes de terre	Pain complet
	Farine blanche	Chocolat
	Corn flakes	Fromages
	Pain blanc	Œufs
	Lait frais	Viandes
		Volailles
		Poissons
		Cacao

▮ Le potassium

Le potassium médicamenteux

Le plus souvent sous forme de chlorure soit en sirop, en sachet ou en solution injectable. Il est réservé au déficit patent en potassium. Par exemple : Kaléorid LP® en comprimé longue durée ou bien Potassium Richard® en sirop ou en sachet.

Le potassium au naturel

Dans l'alimentation, les fruits secs tout particulièrement la banane et les abricots secs.

On remarquera que d'une manière générale, les produits issus du milieu marin sont riches en oligo-éléments et sels minéraux, ce qui est naturel puisque l'eau de mer en comporte beaucoup. Par ailleurs, certains végétaux sont riches en sels minéraux comme la prêle qui contient beaucoup de silice, qui facilite la fixation du calcium et du magnésium. Enfin, les orties qui peuvent être pris en suspension intégrale de plantes fraîches, sont très riches en oligo-éléments.

B ▶ Spasmophilie ventilatoire

Nous avons vu comment l'hyperpnée chronique engendre des symptômes d'hyperexcitabilité neuro-musculaire et alcalinise le milieu ambiant. L'anxiété elle-même est facteur d'hyperpnée, qui à son tour intensifie l'anxiété selon l'un des nombreux cercles vicieux de la spasmophilie. Nous avons également vu que pour les anglo-saxons, l'hyperventilation chronique est le mécanisme majeur dans la production des symptômes de la spasmophilie. Il est donc logique d'essayer de corriger les troubles alcalins et de combattre l'hyperpnée chronique. La lutte contre l'hyperventilation a pour but de réduire l'alcalose qu'elle induit.

● Les techniques d'acidification

C'est-à-dire celles qui visent à contrecarrer l'alcalinité du milieu ambiant, ne peuvent être poussées au-delà de certaines limites et ne représentent donc qu'un palliatif.
L'acidose respiratoire s'obtient en respirant en atmosphère confinée, par exemple, dans un sac en plastique; c'est une mesure d'exception réservée aux attaques aiguës de spasmophilie.
L'acidose sanguine peut être provoquée en créant une fuite des bicarbonates. Certains diurétiques ont cette action mais leur utilisation ne peut être que transitoire. On a préconisé aussi la prise régulière d'acide phosphorique; seule cette deuxième

solution peut sembler envisageable, mais ceci de manière temporaire en attendant les résultats d'autres moyens qui paraissent certainement plus raisonnables et plus appropriés.

● La rééducation respiratoire

La rééducation de l'hyperpnée chronique est plus commode à obtenir et surtout plus logique. On peut, parfois sous couverture de sédatifs, faire prendre conscience au spasmophile de sa façon de respirer et lui apprendre des techniques respiratoires mieux adaptées en faisant intervenir la respiration diaphragmatique lente au lieu d'une respiration superficielle rapide. L'apprentissage des techniques de respiration diaphragmatique constitue une véritable rééducation très importante dans l'abord thérapeutique des spasmophiles, en levant le spasme musculaire et en restaurant le jeu diaphragmatique. Nous verrons également que les différentes techniques de relaxation ne doivent pas négliger de s'intéresser à cet aspect.
Elle pourra, tout au moins dans les débuts, être pratiquée sous la surveillance d'un professionnel de santé : kinésithérapeute, orthophoniste, sophrologue, sage-femme, etc. suivant les circonstances. Une fois les bonnes habitudes apprises et prises, il conviendra de les continuer à titre personnel et définitif.

Importance d'une respiration complète
Les voies aériennes supérieures sont directement impliquées dans l'acte respiratoire. Or la respiration est la seule fonction vitale qui soit sous notre contrôle. Il n'y a pas de vie sans rythme respiratoire et ceci de notre premier à notre dernier souffle. Les conditions physiques jouent bien entendu sur l'acte respiratoire. Nous dirons par exemple : « Cet effort m'a coupé la respiration ». Mais le psychologique joue tout aussi bien et nous pourrons dire que « l'émotion nous a coupé le souffle ». La respiration complète contrôle donc à la fois le physique et le psychique ; elle en est en quelque sorte le trait d'union.

La respiration de l'homme civilisé

Le déplissement des poumons de l'homme civilisé mérite à peine le nom de respiration : c'est un acte de maintien en survie. Cette respiration est en général superficielle, de faible amplitude, ceci étant dû aux angoisses qui serrent la gorge, à la sédentarité ou à la crainte de respirer un air pollué par poussières et fumées.

Donc la vie moderne retentit sur la respiration, tant sur la quantité d'air que nous respirons, que sur la qualité de cet air. Elle aboutit à la morphologie type du citadin sédentaire à la poitrine creuse et aux épaules étroites. De plus la diminution du flux respiratoire entraîne une stagnation des sécrétions bronchiques et le développement des microbes. Ceci peut favoriser la survenue de maladies de type asthme, bronchite ou emphysème. De même, psychologiquement, ce manque respiratoire aboutit à une attitude de crainte, de manque d'allant etc.

« Une génération qui réapprendrait à respirer, serait régénérée » disent les yogis qui sont passés maîtres en matière de respiration contrôlée.

Lorsque nous respirons « normalement », nous utilisons 1/10ᵉ de notre capacité pulmonaire. Ce qui est peu.

Les différents types de respiration incomplète

Il existe trois types de respiration incomplète couramment utilisée et correspondent à des niveaux différents de l'arbre respiratoire.

➔ Respiration claviculaire : la respiration se fait avec la partie haute de la cage thoracique et des poumons, d'où sa dénomination. C'est la respiration des personnes qui travaillent assises penchées en avant ou qui ont l'abdomen comprimé par des vêtements (les femmes surtout).

➔ Respiration costale : c'est une respiration de la partie moyenne du thorax, pratiquée avec les côtes. C'est la respiration rapide et superficielle des personnes assises en air confiné.

➔ Respiration abdominale : la personne respire en quelque sorte avec le ventre. C'est la respiration des personnes de forte constitution, chez qui la masse des viscères abdominaux remonte le diaphragme ; en gonflant le ventre, le diaphragme s'abaisse et l'air rentre dans les poumons.

Bien entendu, c'est dans le mode respiratoire costale que nous retrouverons plus typiquement la respiration du spasmophile, associée à une absence de respiration abdominale.

La respiration complète

La pratique de la respiration complète va combiner les trois types de respiration précédemment décrits.

Technique

Il va de soi, après ce que nous avons dit dans les chapitres précédents, que la respiration complète est une respiration nasale. Il convient dans une premier temps de ralentir le rythme respiratoire : de diminuer la fréquence des cycles respiratoires et d'augmenter leur amplitude, ce qui aboutit à une augmentation de la capacité pulmonaire.
Les philosophies orientales disent que chaque individu à pour sa vie un nombre donné de cycles respiratoires. Nous avons donc tout intérêt à économiser notre capital respiratoire.
La respiration complète va donc combiner les trois types de respiration précédemment étudiés.

À l'inspiration et dans cet ordre : respiration abdominale, respiration thoracique, respiration claviculaire. L'expiration sera plus longue que l'inspiration. Elle sera active, il faut rejeter l'air vicié hors du corps et elle se fera dans le même ordre. On pourra donc parler d'une expiration abdominale, costale ou claviculaire. En fait, ces différents temps sont liés et il existe un mouvement continu ondulatoire, aussi bien à l'inspiration qu'à l'expiration, qui part de l'abdomen pour arriver jusqu'en haut de la cage thoracique.

Cette respiration complète doit être pratiquée quelques minutes avant les trois repas. Elle peut aussi l'être lors de promenades ou d'exercice physique.

Quels sont les éléments d'une respiration complète ?

1. Il faut respirer par le nez. Au moins à l'inspiration, l'expiration peut éventuellement se faire par la bouche.
2. Il faut respirer à fond. Bien remplir nos poumons à l'inspiration, bien vider la cage thoracique à l'expiration.
3. Il faut respirer plus lentement. Adopter un mode de respiration moins rapide et moins superficiel.
4. Il faut insister surtout sur l'expiration. Elle doit être le temps le plus lent et le plus actif.
5. Il faut faire une pause en fin d'inspiration. Pour permettre à l'oxygène de l'air de bien pénétrer dans notre sang.
6. Il faut pratiquer les trois étages de la respiration :
   - Étage inférieur abdominal en gonflant le ventre.
   - Étage moyen en ouvrant bien les côtes.
   - Étage supérieur en levant les épaules et en bombant la partie haute du thorax; et inversement à l'expiration, en dirigeant notre attention tout particulièrement sur la respiration abdominale.

Effets de la respiration complète

Ce sont bien logiquement les effets inverses de la respiration incomplète. Certains sont physiques : développement de la cage thoracique, effets généraux favorables par augmentation de l'oxygénation de tout notre organisme; ils entraînent un bien-être corporel. D'autres sont psychologiques : sensation de calme intérieur, diminution des craintes et des angoisses; ils aboutissent à une sensation d'harmonie intérieure.

Qui plus est, un rythme respiratoire régulier aboutit à une rééquilibration du système nerveux sympathique qui règle l'état de nos viscères et assure la liaison entre le physique et le psychologique. Pour augmenter l'effet psychologique, on peut « imager » la respiration. Par exemple, à l'expiration, imaginer que l'on rejette peurs, craintes etc. À l'inspiration, au contraire que l'on absorbe calme, sérénité etc. Ou pratiquer, comme le font les yogis, la recharge Pranique... mais ceci est une autre histoire.

Importance de la qualité de l'air

La qualité de l'air que nous respirons, est conditionnée par sa concentration en ions oxygénés négatifs : les « vitamines de l'air » (Métadier). Nous devons donc rechercher les sites d'ionisation naturelle et pratiquer promenades et exercice physique en campagne, mais surtout en forêt, en bord de mer ou en montagne à basse altitude, zones où la concentration en ions négatifs est importante. Nous augmenterons donc ainsi la quantité et la qualité de l'oxygène que nous respirons.

Les 3 étapes de la respiration complète

Étages	Inspiration	Expiration
• Respiration haute claviculaire	• Élever les épaules	• Abaisser les épaules
• Respiration moyenne thoracique	• Dilater les côtes	• Resserrer les côtes
• Respiration basse abdominale	• Gonfler le ventre	• Rentrer le ventre

La respiration contrôlée

Elle consiste à quantifier en secondes chaque temps respiratoire : inspiration, pause inspiratoire et expiration. Un exemple

de rythme respiratoire contrôlé à adopter : inspiration 5 secondes, pause inspiratoire 3 secondes, expiration 8 secondes. On remarquera qu'en suivant ce rythme, le temps expiratoire est plus long que le temps inspiratoire, et que la pause en fin d'inspiration permet à l'oxygène de bien être absorbé au niveau des poumons.
On peut aussi imager la respiration qui sert alors de support à une aide psychologique, comme nous le verrons plus loin dans la lutte contre le stress.

Dix exercices de contrôle respiratoire (d'après les yogis)
Voici dix petits exercices respiratoires que nous pouvons facilement pratiquer pendant la journée :

1. Respiration abdominale, en gardant deux mains sur le ventre pour contrôler le mouvement (10 cycles).
2. Respiration médiane costale en gardant les mains sur la cage thoracique pour contrôler le mouvement des côtes (10 cycles).
3. Respiration haute claviculaire en haussant les épaules lors de l'inspiration et en les baissant lors de l'expiration (10 cycles).
4. Respiration complète au rythme 6 secondes pour l'inspiration — 8 secondes pour l'expiration (10 cycles).
5. Rétention de souffle à l'inspiration pendant 5 secondes (10 cycles).
6. Rétention de souffle expiratoire pendant 5 secondes (10 cycles).
7. Respiration carrée : inspiration, rétention respiratoire, expiration, rétention respiratoire, ont toutes le même temps entre 5 et 8 secondes (5 cycles).
8. Inspiration/expiration alternée une narine sur deux, en pinçant l'autre narine avec les doigts (10 cycles).
9. Inspiration/expiration rapide pendant 10 cycles.
10. Inspiration normale puis expiration sous pression, lèvres serrées en expulsant l'air en plusieurs fois (10 cycles).

Exemple de rythme respiratoire contrôlé à adopter

· Inspiration	→	· 5 secondes
· Pause respiratoire	→	· 3 secondes
· Expiration	→	· 8 secondes

C ▶ Dans tous les cas : lutte contre le stress

On y a tout intérêt puisqu'elle jouera sur les différents facteurs déterminants la spasmophilie. Elle pourra en effet diminuer la consommation en magnésium, réduire l'hyperventilation et neutraliser l'hyperproduction d'adrénaline.

Nous envisagerons successivement les mesures concernant la vie de tous les jours, puis des mesures anti-stress plus spécifiques physiques ou psychologiques, pour enfin terminer par d'autres méthodes plus sophistiquées, nécessitant l'aide d'un tiers ou d'une instrumentation particulière.

▌Adopter un mode d'existence calme et régulier

C'est parfois plus facile à dire qu'à faire. En tout état de cause, on peut toujours éviter de se créer des problèmes ou de courir au devant des ennuis, ceci dans les différentes circonstances de la vie.

Au point de vue professionnel

→ Choisir une bonne organisation,
→ éviter les surcharges ou les à-coups de travail,
→ éluder si possible les emplois avec déplacements incessants,
→ entretenir de bons rapports professionnels en évitant de vouloir avoir raison à tout prix.

Au point de vue familial

Là encore, entretenez de bonnes relations avec vos proches, évitez les conflits pour des choses qui n'en valent pas la peine Sachez cependant vous exprimer et laissez fuser « la vapeur de la cocotte minute » si cela est nécessaire.

La stratégie anti-stress

Mode d'existence calme et régulier
- Professionnel
- Familial
- Loisirs

Moyens physiques
- Massages
- Hydrothérapie
- Gymnastique lente
- Natation rythmique yogique

Procédés psychologiques simples
- Relaxation totale
- Training autogène
- Visualisation interne
- S'isoler du négatif/favoriser le positif

Autres procédés plus sophistiqués
- Musicothérapie
- Yoga
- Sophrologie
- Biofeed back

En période de loisirs

Évitez les ambiances trop bruyantes, trop chauffées, trop éclairées ou tabagiques

Évitez les situations extrêmes : altitude élevée, exposition longue au soleil, météorologie trop excessive dans un sens ou dans l'autre.
Bref, maintenez un bon équilibre de vie et cultivez une certaine philosophie de l'existence.

Procédés physiques

Les massages

les massages d'une manière générale ont un double effet :

➔ Assouplissement des muscles contracturés par la tension nerveuse et disparition de troubles tels que courbatures, maux de tête etc.

➔ Mobilisation de la peau sur les tissus sous-cutanés qui aboutit à une sensation de détente et d'euphorie.

➔ 2 à 3 séances par semaine sont du meilleur effet.

L'hydrothérapie

L'hydrothérapie a des effets qui varient, entre autres, en fonction de la pression de l'eau utilisée. Une faible pression est relaxante, une pression plus forte est stimulante ; de la même manière, un jet baveux est calmant, un jet filiforme est plutôt tonifiant.
En ce qui concerne la température une eau chaude ou tiède est plutôt calmante, une eau froide voire glacée est tonifiante. Qu'il s'agisse de sauna ou de douche écossaise, la succession et le contraste des différentes pressions d'eau et des différentes températures, va augmenter la circulation sanguine et va créer une série de micro-stress physiques, thermiques ou pressionnels, qui sont une sorte d'antidote au stress psychologique.

La gymnastique lente

La gymnastique lente : à l'occidentale ou à l'orientale (*Taïchi-chuan*, Éditions Dangles) va, si elle est pratiquée régulièrement et dans de bonnes conditions c'est-à-dire au calme en ayant prévu un créneau-temps confortable, nous apprendre à « relâcher le pied de l'accélérateur », du moins temporairement et à restaurer nos rythmes vitaux de base.

La natation rythmique

Un des moyens les plus simples et les plus efficaces pour lutter contre le stress, tout en obtenant une respiration complète et contrôlée est la natation rythmique. C'est un exercice excellent à tout point de vue pour le spasmophile.
Pratiquée en longueurs de bassin comme une activité physique en endurance douce, est certainement le meilleur de tous les sports, car elle peut être pratiquée à tout âge et à toute époque. Les mouvements rythmiques assouplissent les articulations, les efforts musculaires sont progressifs, sans à-coups et enfin elle renforce et harmonise le corps entier. Ça n'est pas pour rien que les rééducations après accident ou maladie se font en piscine. Donc, le simple fait de nager un certain nombre de longueurs de bassin dans une piscine en eau calme deux à trois fois par semaine est déjà excellent aussi bien au physique qu'au psychologique : ceux qui pratiquent connaissent la sensation de calme et de détente que cette activité procure.

La natation rythmique a ceci de particulier qu'elle permet d'acquérir un excellent contrôle respiratoire. Elle combine donc les avantages de l'exercice physique et de la respiration complète, et a un effet psychologique surajouté. Quant au physique, sa pratique régulière facilite grandement la perte de poids, ce que nous recherchons aussi dans le cadre du ronflement. Elle présente donc à cet égard de multiples avantages. Elle consiste en la pratique d'une brasse coulée (pratiquée avec des lunettes si vous le souhaitez), durant laquelle vous expirerez lentement par la bouche, tête sous l'eau, pendant un ou plusieurs cycles de brasse. L'inspiration tête hors de l'eau, sera mixte, bouche et nez. Si vous ne pratiquez pas la brasse coulée, commencez par vous y exercer normalement en respirant à toutes les brasses, puis reprenez votre respiration toutes les deux brasses, enfin toutes les trois brasses si vous le pouvez. Insistons sur le fait que l'expiration doit être lente, et que la natation rythmique doit être pratiquée en dehors de tout esprit de compétition et considérée comme un exercice physique et mental. Elle est d'ailleurs employée par les yogis au titre d'exercice respiratoire.

Procédés psychologiques

Les procédés physiques dérivent un stress psychologique vers un stress corporel. Les procédés psychologiques vont nous faire passer d'un mode de pensée tourné vers l'extérieur à un mode de pensée intériorisé.

La relaxation totale

Conditions : elle doit être pratiquée loin d'un repas, dans une salle fraîche, aérée, sombre et calme ; les vêtements sont desserrés, les chaussures ôtées ; on adoptera une position allongée, bras et épaules légèrement écartés. Elle se pratique en trois phases :

1. Une phase de contrôle respiratoire qui consiste à ralentir globalement le rythme de la respiration et à la rendre plus ample au niveau de l'inspiration et plus lente au niveau de l'expiration.
2. Une phase de décontraction musculaire qui se fera en remontant progressivement des pieds à la tête et par paliers successifs : pieds, mollets, cuisses etc.
3. Une phase de « lavage » de cerveau au bon sens du terme. Il s'agit alors de vider son cerveau des pensées extérieures et soucis divers pour l'emplir d'une sensation de calme et de détente.

En cas de difficulté à effectuer ce troisième temps, il convient d'instaurer l'attitude d'écoute intérieure : tendre l'oreille vers quelque chose qui viendrait de l'intérieur de nous-mêmes, comme dans un état de méditation, plutôt que d'essayer de neutraliser les pensées « parasites ».

Avec de l'habitude, on arrive de plus en plus facilement à cet état de détente totale. Elle doit être pratiquée plusieurs fois par jour.

Le training autogène

Il s'agit d'une forme plus sophistiquée de relaxation qui a été mise au point par l'allemand H. Schultz en 1932. Principe de base : le psychique doit retentir sur le physique.

La relaxation se fait, elle aussi, par étapes, mais elle est décomposée en :

➔ exercice de chaleur : qui agit sur la circulation,

➔ exercice de pesanteur : qui agit sur la décontraction musculaire proprement dite.

Les exercices sont appliqués successivement au bras droit, bras gauche, puis jambe droite, jambe gauche puis le restant du corps. Quatre exercices particuliers complètent la séance :

➔ exercice du cœur : concentration sur le cœur dans le but de diminuer la fréquence cardiaque ;

➔ exercice de la respiration : concentration sur la respiration dans le but de diminuer la fréquence respiratoire ;

➔ exercice du plexus solaire : concentration sur le plexus pour emmagasiner et diffuser de la chaleur au niveau de l'abdomen ;

➔ exercice du front frais : il faut imaginer, contrairement à la sensation de chaleur circulatoire du restant du corps, un cerveau frais et donc calme.

Des formules guides, adaptées à chaque étape, doivent être répétées plusieurs fois. Par exemple : mon bras est de plus en plus chaud ; ma jambe est de plus en plus lourde ; mon cœur est de plus en plus lent etc.

Le training autogène présente de multiples effets bénéfiques :

➔ Effet de relaxation et de concentration à la fois.

➔ Effet de calme intérieur et de détachement de la pensée, qui amène presque à devenir spectateur de soi-même.

À pratiquer quotidiennement si possible.

Technique de visualisation intérieure
Il s'agit d'une véritable auto-hypnose curatrice qui va aider ou accélérer le processus de maîtrise de la maladie. Elle est basée sur le principe de l'imagination volontairement dirigée. La première partie de cet ouvrage vous a permis de comprendre le mécanisme et les facteurs favorisants de votre spasmophilie. Il s'agit maintenant d'imaginer activement ces causes disparaître et laisser place à un retour normal des choses. Par exemple, vous pouvez imaginer votre respiration s'amplifier, se régulariser ; votre tension psychique diminuer ; vos muscles se décontracter ; ou la disparition de tout autre signe d'une spasmophilie focalisée. La représentation que vous aurez de ces troubles peut être facilitée par les explications que nous avons présentées à la première partie.

De la même manière, cette technique peut être utilisée comme adjuvant d'un traitement, en imaginant par exemple le magnésium ou le produit homéopathique ou le médicament passant dans le corps par la circulation sanguine et arrivant au niveau des terminaisons nerveuses.
Ces techniques ne sont pas purement imaginatives et elles ont comme substrat anatomique la voie du système neurovégétatif et de la circulation sanguine. Elles peuvent permettre de faire céder une crise ou d'éviter l'extériorisation de la maladie.

S'isoler du négatif, favoriser le positif
Si nous voulons annuler les effets nocifs du stress, nous devons mettre au point notre défense psychique, adopter une certaine philosophie de la vie et pour cela :

Nous isoler du négatif.
➔ Au niveau de l'individu : éviter les individus aigris ou dépressifs ; éviter les individus qui cherchent toujours à expliquer leur échec et/ou à le reporter sur les autres. On peut du moins se rendre imperméable à leur mode de pensée.

→ À un niveau plus global, relativiser le rôle des médias qui ont, du moins pour certains, pour vocation de rapporter tous les drames de la planète et de la publicité qui a parfois pour but d'exciter en nous des envies de consommation déraisonnable.

Une question : notre cerveau psychique est-il programmé pour recevoir les informations le plus souvent désagréables de toute la planète ? Je n'en suis pas certain. Faut-il tout savoir ? vivrions-nous mieux si nous connaissions à l'avance le jour et l'heure de notre mort ?

Favoriser le positif.
Tout ce qui nous est bénéfique ne va pas de soi ; il faut savoir le reconnaître et l'apprécier et pour cela :

→ Faire régulièrement le bilan de tous les atouts/chances que nous avons ou avons eu dans l'existence.
→ Faire la liste journalière de tout ce que nous avons eu/fait de positif. Encore une fois ce qui va bien mérite d'être remarqué et ne doit pas être considéré comme normal.
→ Sur le plan des couleurs : il convient de favoriser les environnements apaisants (bleus) ou toniques (verts) et d'éviter les environnements excitants (rouges) ou déprimants (teintes sombres).

Autres procédés plus sophistiqués

Musicothérapie/Audiothérapie

Soit en ambiance, soit en complément d'une relaxation. La musicothérapie joue sur les effets thérapeutiques des instruments ou des compositeurs de musique. Ce qu'on pourrait appeler l'audiothérapie est plus pratique, plus rapide ; c'est la mise en œuvre directe et immédiate du principe de base : aboutir à une diminution de la fréquence des ondes cérébrales. En effet, le rythme des ondes cérébrales correspond à nos états d'esprit. Le rythme de l'action est de 13 à 15 Hertz (un Hz = 1 pulsation par seconde), c'est le rythme de l'éveil puis du stress. Le rythme de la détente légère (dit en alpha) est de 9 à 12 Hz; celui de la relaxation profonde (dit en teta) est de 4 à 7 Hz; celui du sommeil est de 1 à 3 Hz. La baisse du rythme des ondes cérébrales va donc nous faire passer progressivement de l'état de stress à l'état de relaxation plus ou moins profonde, similaire à celui de l'écoute intérieure voire à l'endormissement.

On retrouve cette audiothérapie en cassette ou C.D. de 30 à 60 mn. Ce n'est pas une harmonie ou une mélodie habituelle. Elle associe à des battements rythmiques, des sonorités à la limite de la perception auditive et une harmonie synthétique combinée à une mélodie lente et à des bruits apaisants : vagues, eau courante, oiseaux, baleines, dauphins, cloches tibétaines, etc. Thèmes musicaux adoptés : nocturne de Chopin, sonate au clair de lune, pathétique de Beethoven, sonate de printemps de Mozart. Petit à petit, cette écoute va nous faire aboutir à une relaxation de type léger ou de type profond.

Le yoga
Il doit être appris et pratiqué avec l'aide et le contrôle d'un professeur. Associant des exercices de contrôle respiratoire et des postures méditatives, il permet de se ressourcer et d'être moins réceptif aux différentes agressions de la vie courante.

La sophrologie
Pratiquée sous l'égide d'un sophrologue compétent, elle permet entre autre de rééquilibrer les cerveaux droit et gauche et de restaurer donc une harmonie existentielle.

Le biofeed back
Il permet, grâce à une instrumentation sophistiquée, mesurant le pouls, la température, les contractures musculaires, la sueur, etc. de contrôler ses réactions vis-à-vis de situations plus ou moins stressantes.

Dans tous les cas, si le stress est votre ennemi numéro un, vous pourrez toujours consulter avec beaucoup de profil l'excellent livre de Bruno Comby : *Stress control* paru aux Éditions Dangles.

Dix conseils anti-stress utiles aux spasmophiles
Élaborés à partir d'une étude psycho-médicale réalisée sur les individus qui se tiraient le mieux des stress de l'existence.

1. Ne vous laissez pas obséder par un problème, mettez-le de côté jusqu'à ce que vous vous sentiez en mesure de le traiter.
2. Changez-vous les idées ou changez le rythme de votre journée (après tout moment de vive tension). Autre activité : sport etc.
3. Conservez une perspective panoramique des événements de votre vie et ne vous laissez pas submerger par les menus détails d'une situation.
4. Ayez un bon sens du planning et anticipez les difficultés, évitant ainsi qu'elles vous prennent de cours.
5. Confrontez-vous directement aux problèmes, y compris les plus déplaisants.
6. Ayez conscience de vos propres limites et fixez-vous des défis accessibles.
7. Face à une difficulté, recherchez des causes (y compris vous-même) plus que des coupables.
8. Soyez capable d'affronter une certaine impopularité et ne vous tourmentez pas à propos de l'opinion que les autres se font de vous.
9. Veillez à ne pas vous engager à tenir des délais trop serrés et apprenez à jauger le temps qui vous est nécessaire pour accomplir chaque chose.
10. Limitez consciemment la part du travail dans votre vie, pour tenir par dessus tout à votre équilibre.

3 L'hygiène de vie du spasmophile

Ces conseils sont indiqués à tous les stades d'évolution de la maladie ; ils prennent tout particulièrement leur valeur en prévention d'une extériorisation de cette dernière.

D'une manière générale, une hygiène de vie saine et équilibrée est favorable à une bonne santé et à un bon équilibre physique et mental, à plus forte raison pour le spasmophile qui présente une certaine fragilité sur ces deux plans. Un tel mode de vie va assurer un calme et une régularité organique et psychologique, favorable à la maîtrise de la maladie.

Nous aborderons tout d'abord les comportements addictifs qui peuvent être liés au stress, à savoir l'alcool, le tabac et les tranquillisants, ensuite nous parlerons des importances des rapports entre le sommeil/repos et l'activité physique, pour enfin aborder un problème important qui est celui de la diététique du spasmophilie.

A ◗ L'alcool

L'excès d'alcool est, d'une manière générale, défavorable pour l'organisme et tout particulièrement pour le foie. De plus, il a tendance à faire prendre du poids et à entraîner une certaine inactivité défavorable à l'équilibre psychologique. Il faut savoir que l'alcool a de plus une action particulièrement néfaste au niveau du système nerveux, que ce soit au niveau des nerfs ou au niveau du cerveau proprement dit, pouvant entraîner à ces niveaux polynévrite* et encéphalite de dégénérescence*. Enfin, l'excès d'alcool entraîne souvent une fonte musculaire par trouble nutritionnel.

Bien évidemment, tout ce qui peut être défavorable au fonctionnement nerveux ou musculaire est très nocif pour le spasmophile et, autant on pourra se permettre des quantités raisonnables de vin, de bière ou de cidre et occasionnellement un apéritif simple, whisky ou champagne par exemple, autant il faudra éviter la répétition de certains alcools plus nocifs type vermouth ou anis et d'une manière générale, « l'habitude d'alcool ». En effet, l'alcool n'est pas nécessaire à la vie, on peut fort bien s'en passer. Le spasmophile devra partir de cette base.

B ◗ Le tabac

Le tabac lui aussi est nocif pour l'organisme, tout particulièrement pour les poumons et les voies respiratoires. De plus, la nicotine a une action successivement excitante puis dépressive au niveau du système nerveux, ce qui est bien sûr tout à fait contre-indiqué chez le spasmophile.

De plus, le tabagisme entraîne une baisse d'oxygénation de notre corps, une destruction de la vitamine C et donc, une certaine fatigue, une « lassitude tabagique » totalement défavorable pour le spasmophile qui est souvent déjà fatigué par sa maladie. Si vous ne pouvez pas vous limiter sur le nombre de cigarettes, il vaut mieux arrêter. Vous pouvez alors vous aider, pour soutenir votre détermination, avec les substituts nicotiniques par exemple (gommes ou patchs) (voir *Arrêter de fumer avec les gommes nicotiniques* du même auteur aux éditions Marabout).

C ◗ Les excitants

Bien sûr, tout ce qui est excitant : café, thé ou les sodas ou préparations comportant une de ces deux substances, sont à prohiber car ils ne font qu'accentuer la tendance anxieuse du spasmophile. A l'inverse, une boisson chaude le soir avant le coucher, tisane ou lait chaud, est tout à fait recommandée dans le cas qui nous préoccupe.

D ◗ Les tranquillisants

Les tranquillisants, qu'il s'agisse d'anxiolytiques ou d'hypnotiques, présentent souvent des inconvénients importants : une certaine somnolence pendant la journée, une diminution de la mémoire, une accoutumance qui fait qu'on ne peut plus s'en passer et qu'on a parfois tendance à augmenter les doses ; bref, on s'enferme dans une sorte de cocon qui a tendance à cacher les problèmes et les symptômes plus qu'à les résoudre ou à les prendre en compte. Or, la maîtrise de la spasmophilie nécessite une participation active de la part du malade ; qui plus est, une somnolence, là encore, n'est pas à rajouter à la fatigue souvent présente chez le spasmophile.
Vous pouvez vous rabattre sur les quelques médicaments qui n'ont pas cet inconvénient : Buspar® pour les anxiolytiques, Imovane® ou Stilnox® pour les hypnotiques. Ou bien alors, prendre des médicaments de médecines alternatives : plantes, homéopathie ou oligo-éléments (voir plus haut).

E ◗ L'activité physique

La pratique d'un certain niveau d'activité physique est importante chez le spasmophile, ne serait-ce que parce qu'elle va détourner son esprit de sa maladie. De plus, elle va transformer une fatigue nerveuse en fatigue physique facilement curable par le repos. On peut distinguer une activité physique périodique en endurance douce, un mini programme quotidien avec une mention toute particulière pour le stretching.

L'exercice physique
Il sera pratiqué 3 à 4 fois par semaine pendant 30 à 40 mn, en endurance douce : marche tonique, jogging, vélo, natation, rameur ; à son rythme, sans excès, en commençant et terminant progressivement l'effort. Cet exercice physique va stimuler le métabolisme et les éliminations, va diminuer le stress et les

toxines et va augmenter nos morphines naturelles, les endorphines. Tout ceci est bien sûr favorable pour le spasmophile.

Le mini programme quotidien
Il va assurer la liaison entre deux séances d'endurance douce : faire les trajets à pied, monter les escaliers à pied, éviter de prendre sa voiture et d'utiliser le téléphone. Ce mini programme détournera les yeux de l'esprit vers le corps et sera un très bon dérivatif aux tensions psychiques du quotidien.

Il pourra s'accompagner tous les jours d'une séance de gymnastique pour par exemple muscler la sangle abdominale et développer la cage thoracique. Le spasmophile pourra y ajouter avec beaucoup de bonheur une séance de stretching : ces mouvements d'élongations musculaires et d'assouplissements articulaires pratiqués de manière rythmique et parfois en musique, seront excellents pour lutter contre les contractures, crampes musculaires, etc. si fréquentes chez les spasmophiles. Là encore, régularité et progressivité sont les maîtres mots.

Sports conseillés et déconseillés chez les spasmophiles

Conseillés Efforts réguliers et modérés	Déconseillés Efforts irréguliers et violents
Marche tonique	Tennis
Jogging léger	Football
Natation en longueurs	Haltérophilie
Bicyclette sur le plat	Rugby
Golf	Escrime
Ski de fond	Squash
Aviron	Sport automobile
Danse rythmique	Aérobic
Voile	Ski alpin

F ▸ Le sommeil

Nous en avons déjà parlé : le moins possible d'hypnotiques qui alourdissent le sommeil et rendent la fatigue du matin, propre aux spasmophiles, encore plus accentuée.
Paradoxe : comment avoir un sommeil à la fois récupérateur, mais qui ne mette pas l'organisme « en veilleuse » pendant un temps trop long ? De deux manières : d'abord en ne dormant pas plus que nécessaire (pas moins non plus d'ailleurs), et là encore, les somnifères jouent un rôle négatif. Chacun a sa dose de sommeil nécessaire ; si 10 heures vous sont nécessaires, dormez-les, si 5 heures vous suffisent, c'est bien aussi. Plus que la quantité de sommeil, c'est la qualité de sommeil qui compte. Ce qui nous amène à la deuxième règle : bien positionner son sommeil. Chacun sait que lorsque l'on se couche tard, on a beau dormir la même quantité de sommeil, on a plus de mal à récupérer pendant la journée. Ceci rejoint l'adage qui dit que les heures de sommeil avant minuit comptent double.

D'une manière générale, vous aurez intérêt à être plutôt couche-tôt/lève-tôt pour obéir au mieux au rythme biologique et au rythme solaire tout particulièrement, pour vous rapprocher le plus possible du sommeil solaire du Pr. Stëckmann qui préconise de dormir de 19 à 24 heures, heure solaire. Vous pouvez pour cela : vous lever de plus en plus tôt, dîner tôt, faire le soir un exercice physique tranquille qui vous permettra de vous endormir plus facilement.

G ▸ La diététique

La diététique prend une part importante dans notre existence et l'application de bonnes règles est très importante pour une bonne santé et un bon état général. Ceci est aussi vrai chez le spasmophile, pour qui de plus le choix de l'alimentation et sa teneur en magnésium sont de toute première importance.

Les règles générales d'alimentation

Le spasmophile aura intérêt à avoir un apport calorique et alimentaire le plus régulier et le plus adapté possible tout le long de la journée, de manière à éviter les à-coups nutritionnels en trop et en trop peu, et donc à épargner à son organisme une sorte de stress nutritionnel lié au non-respect des biorythmes alimentaires.

Trois vrais repas par jour seront nécessaires : petit déjeuner, déjeuner, dîner, pris régulièrement et à heures fixes, dans des conditions correctes de détente. Ces trois repas apporteront : pour le petit déjeuner 25 %, pour le déjeuner 40 % et pour le dîner 35 % du volume calorique quotidien. Un goûter en milieu d'après-midi est tout à fait indiqué dans l'optique d'un bon rythme nutritionnel.

➔ Une alimentation régulière pendant la journée assurera une bonne énergie sans fatigue. Un dîner léger permettra un repos récupérateur.
➔ Les aliments les plus lourds, graisses et sucres, seront distribués lors des deux premiers repas, le dîner comportera essentiellement des protéines maigres et des fibres.
➔ L'alimentation sera préférentielle, favorisant : céréales, légumes secs, fruits et légumes frais, poissons, viandes blanches qui d'ailleurs apportent minéraux et oligo-éléments, le magnésium entre autre ; en limitant fortement les plats de viande grasse ou en sauce et les desserts trop sucrés qui, non seulement n'apportent pas de magnésium, mais en consomment comme nous l'avons déjà dit précédemment.

Sur le plan pratique et plus que de longues explications, quelques exemples de recettes, menus et plans diététiques de semaine vous seront profitables.

Différents repas et menus

Voici les portions moyennes de certains aliments que vous trouverez dans les repas et menus composés que nous vous proposons :
➔ barre de chocolat : 10 g,
➔ une viande : 100 g,
➔ un fruit : 100 g,
➔ beurre : 15 g,
➔ une portion de légumes : 200 g,
➔ poisson gras (thon, saumon, sardine…) : 100 g,
➔ autres poissons : 150 g,
➔ une huître : entre 10 et 15 g,
➔ un verre de vin : 25 cl,
➔ fromage : 30 g.

Petit déjeuner (apports en magnésium)

Chocolat chaud au lait entier	70 mg [15 g de cacao non sucré (100 g = 467 mg)] + 3 mg [300 ml de lait entier (1 litre = 10 mg)]
Deux tartines de pain complet beurrées	48 mg [60 g de pain complet (100 g = 81 mg)]
50 g d'abricots secs	30 mg (100 g = 60 mg)
Total	**151 mg de magnésium**

Pour arriver aux apports recommandés quotidiens, vous devez répartir les besoins en magnésium manquants entre le déjeuner, le dîner et un possible goûter ou en-cas.

Déjeuner n° 1 (apports en magnésium)

100 g de bigorneaux	40 mg (100 g = 40 mg)
120 g de viande rouge accompagnée de 200 g de brocolis	24 mg (100 g = 20 mg) + 72 mg (100 g = 36 mg)
30 g de fromage à pâte cuite (gruyère)	12 mg (100 g = 40 mg)
100 g de gâteau au chocolat	108 mg (100 g = 108 mg)
50 g de pain complet	40 mg (100 g = 81 mg)
Une demi-bouteille d'Évian	12 mg (1 litre = 24 mg)
Total	**308 mg de magnésium**

Pour arriver aux apports recommandés quotidiens, vous devez répartir les besoins en magnésium manquants entre le petit déjeuner, le dîner et un possible goûter ou en-cas.

Déjeuner n° 2 (apports en magnésium)

100 g de salade de tomates	15 mg (100 g = 35 mg)
100 g de saumon grillé accompagné de 200 g d'épinards cuits	37 mg (100 g = 37 mg) + 140 mg (100 g = 70 mg)
150 g de salade de fruits rouges (fraise, framboise, groseille)	24 mg, soit 6,5 mg [50 g de fraise (100 g = 13 mg)] + 11 mg [50 g de framboise (100 g = 22 mg)] + 6,5 mg [50 g de groseille (100 g = 13 mg)]
50 g de pain complet	40 mg (100 g = 81 mg)
Une demi-bouteille de Vittel Grande Source	18 mg (1 litre = 36 mg)
Total	**274 mg de magnésium**

Pour arriver aux apports recommandés quotidiens, vous devez répartir les besoins en magnésium manquants entre le petit déjeuner, le dîner et un possible goûter ou en-cas.

Dîner n° 1 (apports en magnésium)

150 g de soupe de légumes poireaux, carottes, pommes de terre)	31 mg soit 9 mg [50 g de poireaux (100 g = 17 mg)] + 7 mg [50 g de carottes (100 g = 13 mg)] n + 15 mg [50 g de pommes de terre (100 g = 29 mg)]
100 g de côtelette de porc et 200 g de flageolets blancs	25 mg (100 g = 25 mg) + 100 mg (100 g = 50 mg)
Un yaourt nature	13 mg
150 g de salade de fruits aux trois agrumes (orange, clémentine, pamplemousse)	18 mg soit 7 mg [50 g d'orange (100 g = 13 mg)] + 6 mg [50 g de clémentine (100 g = 12 mg)] + 5 mg [50 g de pamplemousse (100 g = 10 mg)]
50 g de pain complet	40 mg (100 g = 81 mg)
Une demi-bouteille d'Évian	12 mg (1 litre = 24 mg)
Une verre de vin rouge	5 mg (1 litre = 20 mg)
Total	**244 mg de magnésium**

Pour arriver aux apports recommandés quotidiens, vous devez répartir les besoins en magnésium manquants entre le petit déjeuner, le dîner et un possible goûter ou en-cas.

Dîner n° 2 (apports en magnésium)

12 huîtres (120 g) accompagnées de pain de seigle	44 mg (100 g = 37 mg)
150 g de coquilles Saint-Jacques gratinées accompagnées de 150 g de riz complet	74 mg (100 g = 49 g) + 54 mg (100 g = 36 mg)
100 g d'ananas	11 mg (100 g = 11 mg)
25 g de pain de seigle	22 mg (100 g = 88 mg)
25 g de pain complet	20 mg (100 g = 81 mg)
Une demi-bouteille de Badoit	68 mg (1 litre = 135 mg)
Un verre de vin blanc	5 mg (1 litre = 20 mg)
Total	**298 mg de magnésium**

Voici un repas très riche en magnésium. Pour arriver aux apports recommandés quotidiens, vous devez répartir les besoins en magnésium manquants entre le petit déjeuner et le déjeuner.

Menu complet pour une journée (apports en magnésium)

Petit déjeuner	
100 g de jus d'orange pressée	13 mg (100 g = 13 mg)
Un verre de lait entier	2,5 mg
Deux tartines de pain complet beurrées (60 g)	48 mg (100 g = 81 mg)
Total	**63,5 mg de magnésium**
Déjeuner	
100 g de crevettes roses citronnées	27 mg (100 g = 27 mg)
100 g de truite saumonée accompagnée de 120 g de lentilles vertes	31 mg (100 g = 31 mg) + 60 mg (100 g = 50 mg)
30 g de Brie	8 mg (100 g = 25 mg)
100 g de sorbet à la banane	35 mg (100 g = 35 mg)
50 g de pain complet	40 mg (100 g = 81 mg)
Une demi-bouteille d'Évian	12 mg (1 litre = 24 mg)
Total	**213 mg de magnésium**
Dîner	
100 g de laitue	11 mg (100 g = 11 mg)
Un œuf poché accompagné de 200 g de tomates cuites	12 mg + 22 mg (100 g = 11 mg)
30 g de roquefort	6 mg (100 g = 20 mg)
100 g d'ananas	11 mg (100 g = 11 mg)
50 g de pain complet	40 mg (100 g = 81 mg)
Une demi-bouteille de Volvic	3 mg (1 litre = 6 mg)
Un verre de vin rouge	5 mg (1 litre = 20 mg)
Total	**110 mg de magnésium**

Une semaine de cure à 400 mg par jour

	Petit déjeuner	Déjeuner	Dîner
Lundi	1 bol de lait de soja + 2 cuil. de cacao en poudre (130 mg)	1 sandwich au pain complet accompagné d'une tomate (30 mg)	1 sole grillée + haricots verts (140 mg)
Mardi	2 tranches de pain complet (30 mg) + 1 bol de lait écrémé (25 mg)	Des pâtes aux œufs à la tomate (70 mg) + 2 carrés de chocolat (50 mg)	1 blanc de poulet aux bettes (100 mg) + 1 laitage (30 mg)
Mercredi	1 bol de lait écrémé (25 mg) aux flocons d'avoine (55 mg)	1 darne de saumon aux épinards (100 mg) + 2 ou 3 fruits secs (50 mg)	1 plat de lentilles (70 mg)
Jeudi	All-Bran (55 mg) avec du lait écrémé (25 mg)	1 tranche de jambon et chou rouge en salade (100 mg) + 2 tranches de pain complet (30 mg)	200 g de fromage blanc à 20 % de matières grasses (50 mg) + 2 ou 3 fruits secs (50 mg)
Vendredi	1 bol de lait de soja avec 2 cuil. de cacao en poudre (130 mg)	Couscous de légumes aux pois chiches (80 mg)	Des carottes râpées et un maquereau vapeur aux brocolis (150 mg)
Samedi	2 tranches de pain complet (30 mg) + 1 bol de lait écrémé (25 mg)	1 côte d'agneau et des haricots verts (100 mg) + de la mousse au chocolat (50 mg)	Purée de pois cassés au lait écrémé (130 mg)

Dans le courant de la journée, pensez à boire 1,5 l d'eau de Contrex ou d'Hépar, qui vous apportera respectivement 85 et 110 mg de magnésium. Pour le reste, reportez-vous au petit tableau ci-dessus. Si vous prenez la pilule, êtes enceinte, stressée, si vous allaitez ou faites du sport, absorbez, en plus, deux portions de 100 mg de magnésium chacune.

En résumé, si vous mangez et buvez tous les jours les quantités suivantes, vous êtes sûr de ne jamais être carencé en magnésium :
➔ 400 g de légumes ou crudités,
➔ 200 g de viande ou poisson,
➔ 160 g de pain (minimum),
➔ 200 g de fruits,
➔ 60 g de fromage,
➔ un litre et demi d'eau,
➔ un café soluble.

Hygiène de vie du spasmophile

Mauvaises habitudes	Conséquences défavorables	Mesures à prendre
• Rythme de vie trop soutenu	• Stress de changement et de pression psychologique	• Rythme de vie le plus calme et le plus régulier possible
• Consommation d'alcool	• Toxique neuro-cérébral et musculaire	• Le moins possible/pas d'alcool fort ou trafiqué
• Consommation de tabac	• Augmente la fatigue, à-coups au système nerveux	• Très peu/pas du tout
• Consommation d'excitants : café, thé…	• Augmente la nervosité	• Suppression totale, remplacer par chocolat, tisane…
• Sédentarité	• Diminue les éliminations, active les toxines, facilite la « rumination mentale »	• Endurance : 20 à 30 mn 3-4 fois par semaine, tous les jours : programme tonifiant
• Mauvais repos/sommeil artificiel	• Augmente la fatigue, prédispose au stress	• Bien « placer » son sommeil, éviter les somnifères chimiques
• Diététique défectueuse	• À-coups nutritionnels, digestion difficile, déficit en magnésium	• Bien répartir sa nourriture dans la journée, alimentation naturelle riche en magnésium/éviter sucres et graisses

En bref...

Le traitement du terrain spasmophile peut être alternatif ou allopathique. Le traitement des facteurs comporte magnésium et/ou calcium, rééducation ventilatoire et lutte contre le stress. L'hygiène de vie du spasmophile nécessite une vie saine et équilibrée.

Chapitre V : Quelles sont les tactiques à adopter

La stratégie des moyens mis en œuvre et les différentes composantes de la prise en charge visant à maîtriser la spasmophilie seront :

- ➔ modulées en fonction du type prédominant : hyper-réactif ou dystonique ;
- ➔ adaptées en fonction du facteur causal prédominant : humoral ou ventilatoire ;
- ➔ enfin et surtout, graduées en fonction du stade évolutif de la maladie, les moyens mis en œuvre étant d'autant plus important que le stade est avancé.

Nous étudierons donc les moyens mis en œuvre successivement dans la spasmophilie latente, puis extériorisée et enfin critique, avant de préciser les rôles respectifs du médecin et du malade dans la prise en charge de l'affection.

I Spasmophilie latente

Rappelons que la spasmophilie latente ne s'exprime que par quelques signes rares et disséminés, survenant dans certaines circonstances particulières. Ce stade évolutif de la maladie permet une grande autonomie de prise en charge de la part du spasmophile. La prise en charge sera essentiellement à ce stade celle du terrain spasmophile et une grande place sera donnée aux médecines alternatives.

A ◗ Traitement du terrain

Ce sera essentiellement un traitement de médecines alternatives, comme nous l'avons déjà dit.

- ➔ Oligo-éléments de terrain : manganèse en cas de diathèse d'hyper-réactivité, manganèse-cobalt en cas de diathèse dystonique, phosphore accompagnant très souvent le manganèse, zinc-nickel-cobalt ou zinc-cuivre en cas de syndrome de désadaptation.

→ Traitement homéopathique de diathèse psorique : psorinum, calcarea carbonica, nux vomica; ou tuberculinique : turberculinum, calcarea phosphorica, natrum muriaticum.

→ Traitement de drainage ou profil caractériel. Phytothérapie : mélange de teinture-mère de plantes calmantes et décontracturantes. Par exemple : tout ou partie des dix plantes que nous avons citées précédemment. Les plus fréquemment utilisées étant : aubépine, passiflore, valériane. Suivant la prédominance de l'un des deux versants du terrain : en cas d'H.N.M. accentuée : priorité aux oligoéléments, en cas de profil plutôt neuro-tonique : priorité aux teintures-mères de plantes à la fois anxiolytiques et sédatives. Dans les deux cas, l'homéopathie peut être employée en complément. Enfin, nous citerons les plantes sympatholytiques : lavandula teinture-mère, 20 gouttes 3 fois par jour ou rauwolfia serpentina (prescrite sur ordonnance).

B ▸ Traitement des facteurs

Il restera le plus « naturel » possible à ce stade.

→ Magnésium et calcium au naturel : dans l'alimentation : pour le magnésium, légumes secs, céréales complètes, fruits de mer; pour le calcium, laitages, légumes frais; dans les deux cas : eaux thermales (Hépar, Vittel, Évian, etc.) et cures thermales distribuant les mêmes eaux.

→ Adoption le plus fréquemment possible d'une respiration complète, ample, lente, donnant la préférence à la respiration abdominale et privilégiant l'expiration.

→ Mode de vide calme et régulier, tant à domicile que sur les lieux du travail, voire même dans les périodes de loisirs.

→ Adoption de l'hygiène de vie nécessaire à tous, mais plus particulièrement aux spasmophiles : peu ou pas de tabac, peu ou pas d'alcool, « calmants » si nécessaires, les plus naturels possibles, exercice physique régulier et raisonnable, sommeil en quantité suffisante et bien positionné dans la nuit, enfin diététique incluant tout particulièrement les éléments nutritionnels que nous avons cités précédemment.

C ▸ Traitement des symptômes

Si malgré tout, certains symptômes survenaient, on pourrait prendre des mesures ponctuelles, par exemple : magnésium en oligo-élément, en sublingual, 2 ou 3 prises d'un coup ; prise d'une dose d'attaque de calmants naturels, végétaux par exemple ; respiration contrôlée ou séances d'auto-hypnose (imaginer : sa paupière se relâcher, sa gorge se dénouer, l'anxiété disparaître, etc.).

D ▸ Durée du traitement

Les traitements ne seront pas continus mais focalisés sur certaines périodes ou certains événements. Par exemple : printemps-automne, avant un examen ou une période prévue de surmenage, avant les règles ou un accouchement prévu.

Exemple d'oligo-éléments à prendre par petites cures annuelles :
→ Manganèse : 2 prises par semaine.
→ Phosphore : les 5 autres jours de la semaine.
→ Manganèse-cobalt : 3-4 prises par semaine.
→ Magnésium : 7 prises par semaine.
Ordonnance de prévention ou de traitement en relais d'une extériorisation possible :
→ Cuivre-or-argent : 1 ampoule par jour.
→ Lithium : 1 ampoule par jour
1 mois avant l'épreuve ou la circonstance et à continuer 1 mois après.

2 SPASMOPHILIE EXTÉRIORISÉE

L'expression de ce stade par symptôme est plus importante avec des signes plus nombreux, plus durables dans le temps, et entretenue par des facteurs divers. Ce stade évolutif de la maladie nécessite une aide d'un professionnel de santé. Au point de vue traitement, il faudra souvent associer médecine allopathique et médecine alternative. Bien sûr, le traitement du terrain et des symptômes s'impose, mais aussi et surtout la prise en charge des facteurs déclenchants ou d'entretien est très importante.

Tactique de prise en charge de la spasmophilie

	1/ Spasmophilie latente (autonome)	2/ Spasmophilie extériorisée (aide médicale)
Terrain (Hyper-réactif et/ou dystonique)	Médecines alternatives • Oligo-éléments de terrain • Phytothérapie TM • Homéopathie Diathèse	Alternatif + allopathique (limité en quantité/temps) Traitement d'un épisode de dépression surajouté
Facteurs (Humoraux et/ou respiratoires)	Magnésium/calcium au naturel Respiration complète Hygiène de vie calme et régulière	Magnésium/calcium médicamenteux Rééducation respiratoire Prise en charge spécifique cause déclenchante/stress
Symptômes (suivant les sites)	« Petits moyens » Bolus magnésique Calmants naturels Auto-hypnose, etc.	Médecines alternatives • Oligo-éléments d'appoint • Homéopathie symptomatique • Plantes spécifiques
Durée (Logique de traitement)	Focalisée sur la « zone de sortie » d'un symptôme : printemps, examen, règles...	Plus large : cures discontinues sur l'année

	3/ Spasmophilie focalisée (médical)	4/ Spasmophilie décompensée (urgence médicale)
Terrain (Hyper-réactif et/ou dystonique)	Peu différent : soutien allopathique plus marqué	Traitement de la décompensation aiguë du terrain : médicaments anxiolytiques/myorelaxants (BZP)
Facteurs (Humoraux et/ou respiratoires)	Identique. Exemple : Magnésium + vitamine B6 +anxiolytiques + relaxation respiratoire	Magnésium/calcium IV lent Respiration calmée/confinée
Symptômes (suivant les sites)	Médecine allopathique spécifique + traitement symptomatique d'extériorisation	Médicaments anti-convulsivants/sédatifs (BZP)
Durée (Logique de traitement)	Autant que durent les symptômes focalisés règles…	Durée de la crise aiguë

A ◗ Traitement du terrain

En plus des traitements alternatifs précédemment cités, on peut combiner des traitements allopathiques.

➔ En cas d'hyper-réactivité : Atarax®, Rivotril®, bêtabloquants, inhibiteurs calciques, employés à petites doses répétées dans la journée pour éviter l'effet d'endormissement.

➔ En cas de prédominance dystonique : les psychotropes donnés eux aussi à doses filées.

➔ Anxiolytiques : en évitant si possible les BZP ou par petites cures courtes sinon Buspirone.

➔ En cas de poussée anergique avec tendance dépressive : antidépresseurs à petites doses (Laroxyl® en gouttes, Anafranil® 10). À noter l'existence de plantes à vertu anti-dépressive : la passiflore, la lavande, le millepertuis.

Tous ces traitements seront, rappelons-le, limités le plus possible dans le temps du fait de leurs effets secondaires possibles.

B ▸ Traitement des différents facteurs

- Magnésium ou calcium médical sous forme de gluconate, lactate, pidolate, etc.
- ± vitamine B6 (pyridoxine), vitamine D (calciférol), etc.
- Rééducation respiratoire contrôlée avec exercice respiratoire sous l'égide d'un professionnel de santé : kinésithérapeute, orthophoniste, sage-femme suivant les circonstances.
- Lutte plus spécifique contre le stress : relaxation, sophrologie, yoga, etc.
- Prévention ou suppression des causes déclenchantes et/ou d'entretien, ceci nécessitant au préalable une enquête soigneuse de la part du spasmophile, de manière à les repérer.

C ▸ Traitement des symptômes

On retrouve les traitements de médecine alternative avec les oligo-éléments d'appoint; exemple : l'iode, le cobalt, le soufre, le potassium, le cuivre, etc.

Les traitements homéopathiques symptomatiques des différentes formes de spasmophilie (respiratoire, cardio-circulatoire, gynécologique, digestive, neurologique) : cajuputum, caulophyllum, moschus, cicuta virosa, cocculus indicus...

Des traitements phytothérapiques plus spécifiques pris dans les plantes que nous avons citées. Exemple : aubépine en cas de troubles cardio-circulatoires, passiflore en cas de spasmes coliques, valériane en cas de troubles du sommeil, houblon dans le nervosisme de la femme enceinte, et toutes les autres plantes symptomatiques que nous avons citées : rubus idaeus, taraxacum, escholtzia, etc.

➔ Là encore, en cas d'hyper-réactivité : plutôt les oligo-éléments.
➔ En cas de dystonie : plutôt les plantes.
Dans tous les cas, l'homéopathie trouve sa place tout particulièrement au niveau du traitement des symptômes.

D ▸ Durée du traitement

Il sera institué par cures de plus longue durée, en gardant les traitements allopathiques pour les périodes où les symptômes sont les plus marqués. Par exemple, le même traitement d'oligo-éléments cité pour la spasmophilie latente sera donné pendant une période de 3 mois sans discontinuer. Exemple d'un plan de prise en charge allopathique : cure de magnésium avec vitamine B6, anxiolytique à doses filées ; 2 prises de vitamine D (Stérogyl® 15A) au début et à la fin de l'hiver, relaxation et séances de respiration contrôlée.

3 Spasmophilie focalisée

Rappelons qu'il s'agit de symptômes de la spasmophilie qui sont centrés sur un appareil ou un organe, par exemple côlon, utérus, appareil cardio-circulatoire, etc. Bien sûr, traitement du terrain et des facteurs seront de mise, mais peut-être aussi et surtout le traitement des symptômes qui prennent là une importance toute particulière. À ce stade, le traitement sera à la fois allopathique et de médecine alternative, en donnant une plus grande part à l'allopathique. Ce stade de la maladie nécessite une prise en charge médicale stricte.

A ▸ Le traitement du terrain

Sera identique dans son principe aux deux étapes précédentes de spasmophilie latente et déclarée, donnant toutefois une place plus importante aux médicaments allopathiques, du moins dans un premier temps.

B ◗ Le traitement des facteurs

Là encore, les principes de base naturels seront respectés. Cette prise en charge donnera elle aussi une plus large part à l'allopathie, ainsi d'ailleurs qu'aux procédés non médicamenteux : auto-hypnose curatrice.

C ◗ Le traitement des symptômes

Il est capital à ce stade de la maladie. En plus des traitements de médecine alternative symptomatiques précédemment cités en homéopathie, phytothérapie ou oligo-thérapie, votre médecin pourra vous prescrire des médicaments allopathiques plus spécifiques.
Pour traiter une micro-lésion en préparation ou une maladie fonctionnelle coexistante :
- ➔ médicaments cardio-vasculaires pour régulariser le rythme cardiaque/diminuer les palpitations, ramener à la normale les poussées d'une tension artérielle fluctuante, etc. ;
- ➔ médicaments digestifs : antispasmodique et pansement au niveau colique et gastrique ;
- ➔ contre l'insomnie : des hypnotiques légers qui agissent surtout pour faciliter l'endormissement ;
- ➔ contre la fatigue : des substances anti-asthéniques : vitamine C, acide glutamique, extraits cortico-surénaux, etc.
- ➔ contre un syndrome dépressif surajouté : les médicaments appropriés.

Ici, la distinction entre l'hyper-réactif et le dystonique perd peut-être un peu de son intérêt sauf au niveau du traitement du terrain.

D ◗ Durée du traitement

La durée du traitement sera calquée sur la durée des symptômes. Le recours aux médicaments alternatifs se fera aussitôt que les symptômes diminuent.

4 Spasmophilie décompensée

Il s'agit d'une extériorisation maximale du profil spasmophilique sous forme soit de crises de tétanie, de crises d'attaque-panique ou de malaises vagaux répétitifs. Ce stade nécessite une prise en charge médicale d'urgence où la prise en charge du terrain, des facteurs et des symptômes est en quelque sorte confondue dans un traitement maximaliste. Bien évidemment, ce type de manifestation est du ressort strict du médecin.

A ◗ Le traitement du terrain

Le traitement de fond n'est pas de mise à ce stade. La prise en charge de l'épisode aigu est le traitement de l'extériorisation du terrain et se reflète sur le traitement. Les benzodiazépines présentent tout leur intérêt à ce stade, elles sont à la fois anxiolytiques/sédatives (terrain dystonique) et myorelaxantes anticonvulsives (terrain H.N.M.).

B ◗ Le traitement des facteurs

Magnésium et/ou calcium seront à ce stade préconisés en intraveineux direct lent ou en perfusion.
Traitement ventilatoire : calmer la respiration en cas d'attaque-panique; faire respirer en espace confiné dans un sac en cas de crise tétanique.
Le facteur stress pourra être combattu par du BZP en sublingual, intramusculaire ou intraveineux lent, suivant la gravité des crises.

C ◗ Le traitement des symptômes

Prise en charge psychologique calmante, et là encore, action des benzodiazépines en sublingual ou en intraveineux pour leurs propriétés anxiolytiques, sédatives, myorelaxantes et anticonvulsives. Position à plat et Hept-a-myl® gouttes sur un sucre pour remonter la tension complètent le traitement du malaise vagal.

D ◗ Durée du traitement

Le traitement est bien sûr focalisé uniquement sur la période de la crise. Institué le plus précocément possible, dès que la crise survient ou menace, en prévoyant un traitement relais, par exemple calcium et magnésium par la bouche, avant l'institution d'un traitement préventif, oligo-éléments ± lithium et cuivre-or-argent.
Exemples de tactique en cas de spasmophilie décompensée :
➔ attaque d'angoisse/panique : 1er temps : anxiolytique, calcium pondéral ; relais par le traitement de fond + lithium et cuivre-or-argent ;
➔ crise de tétanie et spasmophilie aiguë : calcium pondéral, magnésium pondéral pendant 1 à 3 mois ; reprise progressive du traitement de fond oligo-éléments.
Résultat sur la prévention des extériorisations : positif à partir du troisième mois, dans les deux tiers des cas.

5 SPASMOPHILIE DE LA MÈRE ET DE L'ENFANT

La spasmophilie de la mère et de l'enfant pose le problème d'une véritable prévention maternelle et infantile anti-spasmophilique. Cette prévention sera envisagée dans ses buts et dans ses moyens, successivement pour la mère et pour l'enfant, étant bien entendu que la première retentit sur la seconde, au moins tant que l'enfant est dans le sein de la mère et en périnatal si elle l'allaite.

▮ Pour la mère
➔ Buts de la prévention : pendant la grossesse, éviter insomnie, fatigue, contractions utérines douloureuses, vomisse-

ments. Lors de l'accouchement, favoriser l'harmonisation des contractions. Dans les suites de l'accouchement, diminuer la fréquence de la « dépression du post-partum ».

➔ Justification de la prévention : pendant la grossesse, les besoins en magnésium doublent du fait de la formation de l'enfant et des besoins de l'embryon puis du fœtus lui-même.

➔ Moyens de la prévention : apport magnésique supplémentaire. Dans les cas légers, alimentation riche en magnésium. Dans les cas plus sévères, apport médicamenteux complémentaire tout le long de la grossesse.

Pour l'enfant

➔ Buts de la prévention : dans le sein de sa mère : éviter une insuffisance magnésique avec accouchement prématuré, petite taille, faible poids. À la naissance, éviter la spasmophilie du nouveau-né, véritable tétanie précoce, temporaire ou chronique. Lors de la petite enfance, éviter les enfants spasmophiles à caractère difficile et à problèmes, éviter les enfants nerveux, turbulents, anxieux avec troubles caractériels ou retard scolaire non expliqués.

➔ Moyens de la prévention : Jusqu'à et y compris la périnatalité, c'est la prévention chez la mère, surtout si elle allaite. Chez le nourrisson et le jeune enfant, alimentation équilibrée riche en sels minéraux, complémentation en calcium et vitamine D qui doit être systématique. Chez l'enfant plus âgé, éviter l'alimentation type fast-food trop riche en sucres et en graisses, exercice physique en plein air, soutien psychologique dans le sens calmer/rassurer, éventuellement magnésium en oligo-élément.

Il faut dans la mesure du possible éviter la médicalisation ou la « médicamentisation » de la spasmophilie du jeune enfant.

En bref...

Spasmophilie latente : priorité au traitement du terrain.
Spasmophilie extériorisée : traitement mixte allopathique et alternatif.
Spasmophilie focalisée : avant tout traitement des symptômes.
Spasmophilie décompensée : traitement médical en urgence.
Les préventions chez la mère et l'enfant sont indissociables.

Chapitre VI : Rôles respectifs médecin/malade dans la prise en charge

La prise en charge de la spasmophilie est le fruit d'une véritable interactivité entre le malade et le médecin; en cette matière, chacun a sa part de chemin à faire pour aboutir au résultat final et, bien entendu, les parts respectives sont d'importance variable en fonction du stade évolutif de la maladie.

Le malade a un rôle d'observance (d'un certain mode de vie) et d'auto-surveillance (de la maladie). Le médecin a un rôle de suivi médical technique et de soutien psychologique.

1 Apports du malade/spasmophile

Il va pouvoir pratiquer en quelque sorte une auto-surveillance, d'une part en faisant la check-list de ses symptômes en notant leur nombre, leur fréquence, de manière à déterminer le stade évolutif de la maladie comme cela a pu être fait lors du test de première partie.

Il devra aussi rechercher les cause déclenchantes ou entretenantes, de manière à pouvoir les prévoir et/ou les contourner. L'ensemble pouvant faire l'objet d'une sorte de livre de bord du spasmophile.

2 Apports du médecin/thérapeute

Le médecin devra assurer une surveillance médicale clinique et paraclinique : rechercher un Chvostek, une manœuvre de Trousseau, pratiquer un bilan d'électromyographie, refaire un dosage de magnésium ou des épreuves respiratoires, etc.

Non moins important est son rôle de conseiller et de soutien psychologique. Il doit en effet écouter, rassurer, expliquer, tant il est vrai qu'une simple explication du symptôme et sa dédramatisation a déjà un effet thérapeutique ; le symptôme, débarrassé de son contexte angoissant, est remis à sa juste valeur. Le spasmophile est particulièrement sensible au fait que l'on prenne ses plaintes en considération et qu'on puisse lui expliquer clairement le pourquoi et le comment de la chose, tout en confirmant l'absence de gravité vitale ou majeure.

La mise en œuvre coordonnée et conjointe de ces deux apports va permettre une prise en charge et une maîtrise optimale de la maladie spasmophile.

> ***En bref...***
> *Rôle du malade : carnet de bord et hygiène de vie.*
> *Rôle du médecin : surveillance et soutien psychologique.*

Chapitre VII : Quels résultats peut-on espérer ?

Nous avons déjà indiqué qu'il n'y avait pas de traitement miracle de la spasmophilie et qu'il s'agissait plus d'une maladie maîtrisable que guérissable. Quel résultat peut-on raisonnablement espérer des différentes prises en charge à ses différents niveaux ? Et tout d'abord…

1 Sur quels critères les juger ?

Un bilan médical périodique est souvent nécessaire

➔ Clinique : diminution ou disparition d'un signe de Chvostek ou d'un signe de Trousseau.

➔ Biologique : par exemple dosage du calcium dans le sang ou les urines, dosage du magnésium dans les globules rouges, s'ils étaient anormaux au départ.

➔ Électromyographique : plus fidèle, mais moins facile à mettre en œuvre et surtout inutile si les signes cliniques susnommés évoluent favorablement.

Suivi au quotidien du malade, apprécié lors du dialogue médecin-malade

➔ Quelle évolution du nombre, de l'intensité et de la durée des différents signes de la maladie ?

➔ Comment le malade se sent-il sur le plan moral et psychologique ? Etc.

2 Les résultats obtenus

Ils sont bien entendu plus longs à obtenir si la maladie est ancienne et son stade évolutif plus avancé. Mais ils sont aussi fonction de la plus ou moins grande facilité d'adaptation du sujet aux facteurs de déclenchement et/ou d'entretien de la maladie. Cette adaptation se traduisant par l'intégration d'un événement plus ou moins agressif ou désagréable, ou bien l'habituation à une situation durable.

Dans certains cas, l'adaptation est facile

Il s'agit d'un stress léger et/ou bien limité dans le temps. Il existe peu de manifestations de la maladie, surtout des manifestations liées au terrain. Ceci correspond au stade de spasmophilie latente. La prise en charge passe par le traitement du terrain centré sur les médecines alternatives et un traitement symptomatique léger le cas échéant. Les résultats sont excellents et on aboutit ainsi à une maîtrise du terrain :

➔ diminution de l'hyperémotivité et de l'anxiété,
➔ diminution ou suppression des manifestations articulaires et circulatoires liées à la diathèse,
➔ et une prévention de l'extériorisation dans la très grande majorité des cas.

Ailleurs, l'adaptation est laborieuse

À cause d'événements plus mordants ou répétitifs, ou bien de situations plus agressives. Les manifestations cliniques sont plus importantes avec des signes plus nombreux, plus intenses, plus durables. Ceci correspond au stade d'extériorisation. Le traitement du terrain, médecine alternative et/ou allopathie, la gestion des facteurs et le traitement symptomatique, vont permettre de donner des résultats souvent favorables, avec : diminution ou abolition des signes gênants, retour à un stade de spasmophilie latente dans les deux tiers des cas environ.

Ailleurs enfin, il y aura impossibilité d'adaptation

En cas de stress, de changement ou de pression psychologique ressentis lourdement par le sujet ; la situation semble alors bloquée. Les signes sont multiples, plus ou moins focalisés, et apparaissent des signes critiques de décompensation. Les trai-

tements énergiques et médicaux, avant tout symptomatiques, suivis d'un traitement relais, permettent :
➔ une meilleure gestion des manifestations de décompensation,
➔ le retour à un état de pathologie fonctionnelle d'un organe ou d'un appareil.
Ceci passe parfois par la suppression ou l'éloignement d'un facteur déclenchant ou favorisant, un peu similaire, dans son principe, à l'éviction d'un allergène.

Globalement on aboutit dans 70 % des cas en moyenne à une bonne maîtrise de la maladie, ceci en employant des moyens thérapeutiques les plus naturels possibles.

D'autres cas sont moins favorables :
➔ par manque d'application des principes hygiéno-diététiques de vie,
➔ par impossibilité d'adaptation à une situation donnée,
➔ par inadaptation du traitement au niveau de la maladie.
Ceci nécessite selon les cas, une rectification de l'hygiène de vie, la suppression ou le contournement d'une situation stressante, un rehaussement du traitement de type allopathique au moins temporairement avant de prendre un traitement relais.

Au total, on peut dire que si les manifestations de la maladie diminuent ou sont supprimées, le terrain et la tendance à... demeurent, d'où l'importance d'une bonne hygiène de vie et d'une vigilance soutenue.

> **En bref...**
> *Les résultats à espérer :*
> *Spasmophilie latente : maîtrise du terrain.*
> *Spasmophilie extériorisée : abolition des signes; retour à la spasmophilie latente.*
> *Spasmophilie critique : gestion des manifestations aiguës et retour à un stade de maladie fonctionnelle.*

Pour en revenir à l'essentiel

1 10 CONSEILS À SUIVRE

1. Tenez un carnet de bord de vos symptômes pour aider votre médecin.
2. Repérez les facteurs déclenchants ou d'entretien.
3. Recherchez le traitement allopathique efficace minimal en dose et durée.
4. En cas d'extériorisation prévisible, donnez la priorité à la prévention.
5. Laissez le temps à une thérapeutique, médicale ou non, de faire effet.
6. Évitez de médicamenter la spasmophilie de l'enfant.
7. Tenez compte de vos capacités d'adaptation dans tous les secteurs de votre vie.
8. Si vous sentez venir une crise aiguë, apprenez à réguler votre respiration.
9. Responsabilisez-vous dans la prise en charge de votre maladie.
10. Faites-vous aider psychologiquement par votre thérapeute ou une association de malades.

2 10 ERREURS À ÉVITER

1. Penser ou laisser dire que la spasmophilie est le pur fruit de l'imagination.

2. Ramener la maladie à ses symptômes sans tenir compte du terrain.
3. Privilégier les médicaments aux dépens de l'hygiène de vie.
4. Penser que les médecines douces peuvent venir à bout de toutes les spasmophilies.
5. Penser que l'on peut se passer du diagnostic médical.
6. Établir seul sa stratégie de traitement.
7. Ne pas tenir compte d'une focalisation ou d'un changement évolutif.
8. Ne penser qu'en terme de magnésium.
9. Penser que la spasmophilie est une maladie inguérissable.
10. Penser que l'on est le seul au monde à en ressentir les troubles.

Suivez les uns et évitez les autres, vous pourrez ainsi gérer au mieux et la maladie, et les traitements.

3 Conclusion

En reprenant le propos même de l'introduction, on peut dire, au terme de cet ouvrage, que la spasmophilie persiste à être une affection difficile à cerner et à soigner; en parler, c'est toujours prendre le risque de s'engager sur la voie de la polémique.

Ce livre a donc tenté d'être le plus objectif possible et il aura, à son niveau, atteint son but s'il a pu démontrer :
➔ que la spasmophilie est une maladie à part entière sous réserve d'en délimiter le cadre;
➔ qu'elle est sinon guérissable du moins maîtrisable par des modes de soins les plus naturels possibles, donnant une large part à la participation du spasmophile puisque tout individu est responsable de sa santé, du moins pour une grande partie;
➔ que la solitude du spasmophile peut être rompue par le dialogue et la collaboration avec le médecin ou le thérapeute au sens plus large, dont le rôle est de : dialoguer, écouter, examiner et enfin comprendre.

Glossaire

Aboulie : état de prostration avec diminution ou absence totale de volonté.
Acides nucléiques : constituants du noyau de la cellule vivante contenant entre autres les chromosomes.
Alcalinisation : tendance d'un milieu à aller vers un PH alcalin (soude, potasse).
Asthénie : fatigue non justifiée et ne cédant pas au repos.
Catabolisme : transformation en énergie des matériaux assimilés par les tissus.
Diathèse : constitution physiologique et psychologique d'un individu le portant préférentiellement vers tel ou tel type de dérèglement maladif.
Dysesthésie : diminution ou au contraire exagération de la sensibilité.
Dyskinésie : mouvements anormaux, spasmes au niveau d'un organe ou d'un muscle.
Dysménorrhée : règles difficiles et douloureuses.
Électrolyte : sels de l'organisme en solution dans l'eau.
Éminence thénar : saillie des muscles de la main située à la base du pouce.
Encéphalite de dégénérescence : atteinte dégénérative de la substance cérébrale.
Glandes parathyroïdes : glandes endocrines situées en arrière de la glande thyroïde et régulant le métabolisme du calcium et du phosphore.

Glandes surrénaliennes : glandes endocrines situées au-dessus du rein et sécrétant entre autres l'adrénaline.
Hyperadrénergie : tendance d'un individu à sécréter trop d'adrénaline.
Hyperphagie : absorption d'une quantité trop importante d'aliments.
Hyper-réflectivité : se dit d'un organe ou d'un individu qui réagit de manière excessive à toute stimulation.
Hyperthyroïdie : hyperfonctionnement de la glande thyroïde avec entre autres anxiété et amaigrissement.
Hypocondre : région de l'abdomen située symétriquement sous les côtes.
Hypokaliémie : baisse du taux de potassium dans le sang.
Hypotension orthostatique : hypotension survenant surtout au passage de la position allongée à la position debout.
Lipothymie : malaise passager sans perte de connaissance.
Malaise vagal : malaise de type lipothymique dû à une hyperactivité du nerf pneumogastrique ou vague.
Maladie fonctionnelle : consiste en un dérèglement de la fonction d'un organe ou d'un système sans qu'il y ait de lésion objectivement déclarée.
Myasthénie : maladie congénitale consistant en un épuisement rapide de la contraction musculaire.
Myoclonie : tressautements dus à des petites contractions musculaires.
Neurasthénie : état dépressif accompagné d'une grande fatigue physique et mentale.
Neurotonie : émotivité exagérée souvent associée à une anxiété.
Neurovégétatif (symptôme) : en rapport avec un dérèglement du système nerveux végétatif.
Paresthésie : sensation plus ou moins désagréable (picotement, engourdissement) survenant sans cause apparente.
Polynévrite : atteinte dégénérative d'une ou plusieurs terminaisons nerveuses.

Psorique : diathèse homéopathique impliquant une auto-intoxication par baisse des éliminations.
Ptose : déplacement d'un organe par relâchement de ses attaches et action de la pesanteur.
Sclérose : tendance d'un tissu ou d'un organe à se durcir au fil du temps.
Spasmes du sanglot : spames respiratoires survenant chez certains nourrissons lors des pleurs ou des cris.
Stomachique : qui favorise la digestion gastrique.
Syndrome de Raynaud : insuffisance circulatoire des extrémités pouvant aboutir à la gangrène.
Tuberculinique : diathèse homéopathique impliquant une auto-intoxication par accélération du métabolisme.
Vitré : substance transparente et gélatineuse contenue à l'intérieur du globe occulaire, en arrière du cristallin.

Bibliographie

1re partie :

■ ALEXANDER S., MISSRI J-C. et Coll., *Hyperventilation syndrome a Brief Revue*, J.A.M.A., 1978.

■ DERVAUX J-L., *La Spasmophilie en ORL*, 106e Congrès Français d'ORL, L'Européenne d'éditions, 1999.

■ DETILLEUX M., *Un syndrome d'hyperventilation*, Presse Médicale, 1984.

■ DUC M. et DUC M.L., *Discours à un spasmophile*, Monographie Serozim.

■ DUC M., DUC M.L. et Coll., *La Spasmophilie, affection carrefour*, Concours médical, 1976.

■ DURLACH J., *Spasmophilie et déficit magnésique*, Éditions Masson, 1969.

■ ENGELBEEN J-P., HUAUX J-P. et Coll., *Étude clinique et biologique de la spasmorythmie. Rôle du magnésium*, Acta Rhumatologica, 1981.

■ Houdret, Houri, *Fatigués, êtes-vous spasmophile ?*, Éditions du Dauphin, 1985.

■ Rubinstein H., *Êtes-vous spasmophile ?*, Robert Laffont, 1986.

2e partie :

■ Comby B., *Stress-control*, Dangles, 1988.

■ Gay M., *Se soigner par le magnésium*, Éditions de Vecchi, 1996.

■ Padrazzi P., *L'Oligothérapie réactionnelle*, Éditions Similia, 1997.

■ Pigeot C-A., *Traitements homéopathiques de la spasmophilie*, Éditions Similia, 1989.

■ Tétot M. Et Bergeret C., *La phytothérapie rénovée*, Maloine, 1979.

■ Valnet J., *Aromathérapie*, Maloine, 1975.

Table des matières

Réalisation : Atelier Vilarem & Bardini
Tél : 01 34 05 05 08

L'impression de cet ouvrage
a été réalisée par CLERC S.A.
18200 SAINT-AMAND-MONTROND
Tél. : 02-48-61-71-71

pour le compte des Éditions DANGLES
18, rue Lavoisier - 45800 ST-JEAN-DE-BRAYE

Dépôt légal Éditeur n° 2432 - Imprimeur n° 7566

Achevé d'imprimer en mai 2001

Remerciements

Écrire est une activité solitaire mais rien ne peut se faire sans les conseils, les remarques, les bonnes idées des uns et des autres. Qu'ils soient ici tous remerciés :

Caroline, qui sait me guider et me motiver pour aller au bout des choses ;

Mes fils bien évidemment ;

Mes parents et mon frère qui sont un soutien indéfectible dans ce que j'entreprends ;

Mon cousin Marco qui m'a inspiré et m'a aidé à décoder la société chilienne ;

Haïm qui m'a apporté son éclairage amical ;

Alexia et Guillaume qui partagent ce lien familial historique avec le Chili ;

Celles et ceux qui ont pris le temps de jeter un œil intéressé sur le manuscrit : Marie qui a apporté son regard d'éditrice, Aude qui ne laisse rien passer, Aline, Amaury, Pauline, Valérie et Ines ;

Tous mes amis de Paris à Santiago et particulièrement les madrilènes qui ont été les témoins attentifs de cette aventure.

Enfin, la formidable équipe de Plon qui a cru en ce projet et m'a accompagné avec sa bienveillance et son grand professionnalisme. Sans eux, je n'aurais jamais réalisé ce rêve de publier un premier roman.

Pour en savoir plus
sur les Éditions Plon
(catalogue, auteurs, vidéos, actualités…),
vous pouvez consulter
www.plon.fr
www.lisez.com

lisez!

et nous suivre sur les réseaux sociaux

Editions Plon

@EditionsPlon

@editionsplon

#lisez! engagé
www.lisez.com
Imprimé sur du papier issu de forêts gérées durablement.
Plus d'information ci-dessus

CET OUVRAGE A ÉTÉ ACHEVÉ D'IMPRIMER SUR ROTO-PAGE
PAR L'IMPRIMERIE FLOCH À MAYENNE EN MAI 2023
N° d'impression : 102534
N° d'édition : P31608/01
Imprimé en France